国 / 际 / 顶 / 级 / 瑜 / 伽 / 大 / 师 / 矫 / 林 / 江 / 鼎 / 力 / 推 / 荐

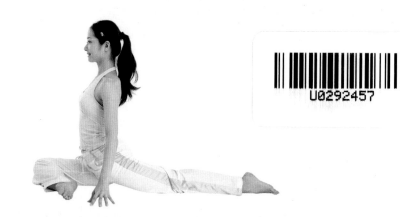

U0292457

快瘦瑜伽

随 / 时 / 随 / 地 / 享 / 瘦 / 瑜 / 伽

著 / 李惠君

吉林科学技术出版社

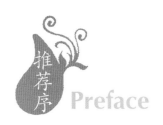

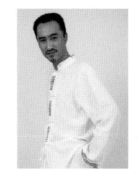

● 矫林江
国际顶级瑜伽大师

瑜伽
——倾听内心深处的声音

据说最早的瑜伽练习者是非常讲究环境和场地的，多在名山大川、森林或湖畔潜心修行，以期望得到天地之灵气，获日月之精华。

瑜伽经典《白骡奥义》里面叙述：清洁平正地，无石火沙尘，土壤不潮湿，其处无喧哗，于意可安逸，在目无损遮，避风清净居，择此行瑜伽。

这里面大体就是说要保持练习瑜伽的地方卫生干净，没有噪音干扰，视野开阔，心情愉悦地专注练习。

当然，这对我们来讲是有些难度的。在繁华的都市，面对灯红酒绿的橱窗、穿梭过往的人流和车水马龙、电视和网络上无休无止的诱惑，泡一杯茶、安安静静地读一本书都属奢望，又如何能够找一段属于自己的时间，去倾听内心的呼唤呢？

《快瘦瑜伽》这本书的意义不只在于瘦身，更是希望你要找到家，形式上的或概念上的。在家里练习瑜伽，在灵魂深处寻找精神的家园。

心无居所而无住无往。哲学家们说，如果不往我们的心里填充一些繁

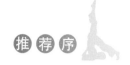

复的杂念，没有形形色色的名利追求，我们的精神就会变得干净和透彻，才能活得豁达和洒脱，没有一波未平一波又起的烦恼和贪婪。这样，我们的心才会拒绝过度的物质和感官诉求，真正把天与地、小与大融于一体，有四海一家、人我皆同的大智慧和觉悟。

当然，这更有难度。

生命对于我们来说太宝贵了，时间对于我们来说那也是金钱。我们要用有限的生命去追逐那无限的金钱，用每一分每一秒去获得财富，而耗费的则是我们的青春、智力、感情、职责、健康乃至生命。

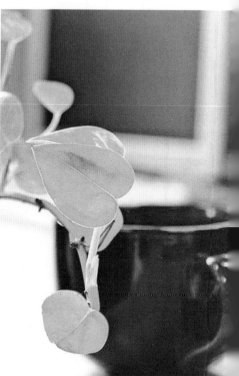

这笔账谁算过呢？

我们活得太累，我们都这么说。

可是，谁让我们这么累呢？

是我们自己。是我们自己不肯卸下包袱，反而时时刻刻往肩上添加压力，结果让脆弱的身体不堪重负，让本来清净的心灵蒙满尘埃，让属于自己的时间一点一滴地被欲望榨干。我们成了一只困兽，像瞪着眼睛的斗牛一样，偏偏为四处张望着去找寻一块红布当做目标而苦苦较劲纠缠。

瑜伽让你放下那块可以一撕两半的布条，去安排自

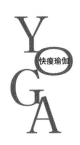

己可以把握的生命和时间。我们既然无法去大自然修行，但我们至少可以在自己家里、院子里、阳台上，甚至卧室里、淋浴间内，在属于自己的时间和空间里，练一练瑜伽，让自己疲惫的身体和心灵栖息、放松、静养和舒展。

女人可以像花一样绽放，但娇艳的花朵需要阳光、水、空气和土壤。

别让自己太累。

生命过于短促，所以更应该留一些时间给自己，听听身体和内心深处的声音。那是种子落地，静静地在幽暗的空间里慢慢发芽，透过厚厚的尘埃，然后在世界里娇羞地伸出蓓蕾，在灿烂的花期里娇艳而热烈地绽放……再然后是果实、种子，再一次沉默和舒展。

而瑜伽就是让你在静与动、放松与伸展、追求与舍弃当中，获得一种准确的思维和判断。

没有什么可以阻挡你回家的脚步。

现在开始，在家里，享受生活，感悟瑜伽。

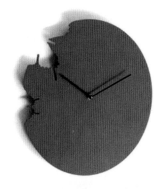

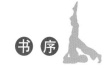

快瘦瑜伽

——随时随地享瘦瑜伽

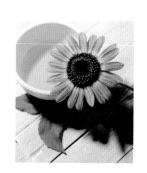

在每个人的生命中，总持续进行着人与人之间一种既合作又竞争的人文模式，因此，在人类文明荟萃的工商业社会中，每个人都需要一个让自己得以"安身立命"的位置。不论人们想要的"位置"是从工作舞台上，是从情感追寻上，是从家庭生活上，还是从社会团体中得到，天地再大，人们总要在一个他们心有所属的位置上，才会感觉到安全。

当这个"位置"不见了或是被侵犯了的时候，人们会想尽办法另觅或是保卫它。然而，一旦防卫过当或不及，忧愁、焦虑、困扰、痛苦等负面情绪于焉而生。这些失衡的情绪问题，若是处理不当或是任由堆积，即会对人体的血液、细胞、脊椎、免疫系统等产生影响，进而衍生出许多相关的身心疾病。

人们所追求的"位置"，包括具体的与抽象的"个人范围"。在形体上，像是生活起居、工作玩乐等的活动空间，而在心理层次上，像是阶级、认同、尊荣、情爱等，通称为"安全感"。"安全感"是人类进步之始，也是人类纷争之源。人世间有形的与无形的资源、财富、力量、智慧

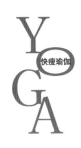

等，都是为了"安全感"而来。

而最能满足人们"安全感"需求的莫过于来自"家"的安逸与归属，那是一种"属于自己的"，也就是"家"的意境。"家"就是"个人空间""个人空当""个人专属"的意思，象征"自在""无压""舒适"的个人境地。当人们可以完全地沉浸在一个让人感到无拘无束、自由喜悦的时空之际，他们的内心与身体就会处在一种安全感无虞的情况下，而深深感到心满意足。在此同时，血液、心跳、肌肉、骨骼都会协调正常，不再紧绷，而能惬意放轻松。

"家"就是"安全感"，就是"自在"，就是"归属"，就是"即时即席即禅"。

"欢迎光临"或是"请勿打扰"，你是唯一主人，可以自由决定。

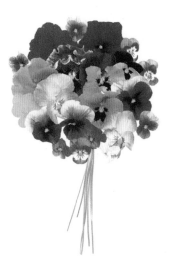

越在令人感到烦躁不安的环境中，你越需要进入一个可以让自己马上感觉到喜乐安全的意境。缓缓沉淀深呼吸、重新调整自己的思绪。即刻放松才会有通畅的思路。唯有当你的心里感觉到安全了、别人威胁不到你了，你才不会失控，才不会失误。

诚然，生活中存在着大大小小的环节，一遇到压力瓶颈，人难免会心烦气躁，难免会想放弃。唯有稳定，把持住内心宇宙的平

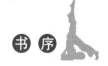

和与沉着，松绑了情绪负担，释放了情绪压力，难题才找得到转弯，逆境才看得见出口。

周而复始的成人世界里，锦上添花或是雪中送炭的开心和付出是多出的惠赐，有最好，要懂得感恩；即使没有，又何来怨怼？自然万物内内外外一切都是我们的良师益友，放松自己，放下警惕，更能海阔天空地生活着，活出自己的方向。

当感觉到烦闷挫折的时候，暂时把自己抽离当下那种令人难耐的时空，转入瑜伽境地，透过简易的肢体伸展与呼吸吐纳，让单调乏味的空间，转变成训练自身保健青春的有益环境；让不对劲儿的情绪，转化成欢喜向上的美好氛围。事实上，一直绕着"此路不通"的节骨眼儿打转，阻扰自己的，其实只是自己的情绪。当一个人的深层内在重新充满了清明的能量之际，你便会发现，令人烦恼的人、事、物竟然在转瞬间变得友善、容易了起来，而解决之道，原来是近在咫尺！

本书透过正统的瑜伽体姿，撰述以"温和"的入门、"渐进"的程序、"浅易"的提示、"适性"的效果，带领读者们为自己量身打造出一个属于自己的减肥瑜伽，好身材才是硬道理！

《快瘦瑜伽》帮助人们的职场、情场、磁场大吉大利，因为，有了好心情才会有好气色，好气色自然带动好人缘。人永远不能自立于其他人之外，好坏事都需要有人分享，问题是，你若不打开心中的那扇门，你不走

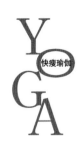

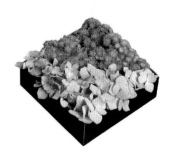

出来，别人又哪里走得进去？瑜伽就是帮助自己打通灵魂的任督二脉，疏通人们的内在，让爱释放出来，也让爱能进得去。

练习瑜伽也许无法让坏事停止或是永不发生，但是，当事情不顺的时候，它会陪着你、抚慰你、照顾你的身体、安顿你的心灵。

随时随地，只要你需要一个好的身材、你渴望建立自信的时候，"立刻"就有瑜伽良辰，"立身"就有瑜伽天地，不拘泥在瑜伽垫或是瑜伽课堂上，不受限在办公室或是在家里，"瘦身""随时""随地"引领你直达身心灵的桃花源，舒缓受难的身体，还原自己一个健康乐观的璀璨生命！

瑜伽的精神就是，当一个人懂得内观自在，世界拥抱他的方式便会完全不一样了！当一个人能够肯定自己，他自然悟得出山高水阔充满机会，天涯海角左右逢源！

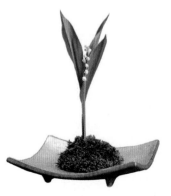

瑜伽的境地是如此的宁静致远、光明远大，请你一定要自己亲身体验、努力追寻，必能行之美好、欢呼收获。

Rebecca

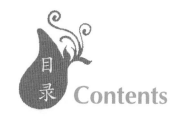
目录 Contents

第 *1* 篇　魅力四射**快瘦**瑜伽

Love，Yoga!

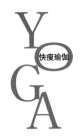

第 2 篇　轻轻松松快瘦瑜伽
Easy, Yoga!

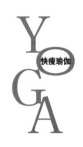

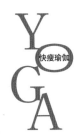

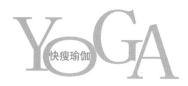

第1篇 魅力四射快瘦瑜伽

.COM

　　不论是稚龄、轻龄、熟龄、高龄美女，大部分的女性都是有使命的，很多人甚至不止一个使命或任务。现代女性实在太多才多艺了，身兼数职样样通的妇女并非异类，而是屡见不鲜。在众多每日辛勤工作的女性主管之间或女性员工族群中，更是不乏才貌双全的才（财）女们，十八般武艺样样精通，勇敢地掌握着世界的脉搏，引领潮流，不让须眉。

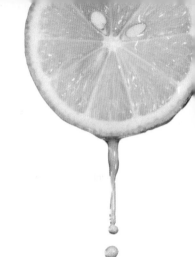

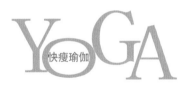

快瘦瑜伽

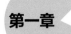

第一章 粉领族的美丽与哀愁

说真的，真的不是我们只关心女性本身，也不是我们不对男性多加体恤，而是过去近半个世纪以来，加诸女性身上的各种责任、义务、期许、荣耀等多样多变的角色扮演与社会地位，让我们这个身上比男人多个X染色体的族群，感到既兴奋又惶恐、既得意又惆怅、既努力又不安、既逍遥又踌躇、既伟大又渺小、既美丽又哀愁！

不论是稚龄、轻龄、熟龄、高龄美女，大部分的女性都是有使命的，很多人甚至不止一个使命或任务。现代女性实在太多才多艺了，身兼数职样样精通的妇女们并非异数，反而是一种常见的现象。在众多每日辛勤工作的女性主管们之间或女性员工族群里面，其中更是不乏才貌双全的才（财）女们。

诚然，认真工作的女人最美丽，"工作"肯定是女性自我追寻的重要部分，自我才华能得到别人认同的欣喜，是幸运、幸福且叫人难以抗拒的。但是，"享受"工作是需要条件的，其条件之一就是要有健康的身体，而想要"投入"工作更是需要代价的，其中最主要的代价就是"时间"。相反，当一个人失去了健康，接踵而来的就是疾病，而生病不只花费金钱、折磨情绪，还要耗费时间，使"身心受难"。换句话说，如果一个人的一生中能尽量"减少生病的时间"，不论是高级主管还是小小工读生，都会拥有更多的时间资源与身体自主权，可以花在落实工作梦想上或任何其他想追寻的目标上。

其言简单，其理明确。然而，现代粉领族却常因过度埋首工作，而误把工作与健康当作交换条件，忘记了工作与健康其实应该两者兼顾，不能独厚其一。甚至，在很多情况下，健康或许应更优先于工作或是其他一切。

事实上，超时工作所带来的"疲乏感""过劳感"，甚至衍生而来的负面情绪等正是折损女性健康的杀手，作用在粉领族的身心上，亦是束缚女性自由的罪魁祸首。

否则，美丽又怎么会成为哀愁呢?

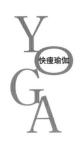

再怎么有兴趣的工作，也会有弹性疲乏或遇到瓶颈的时候，更何况是那些为了生计才做的工作项目，更是容易因一时的工作压力纾解不良，而减低投入工作的兴致。这时候，你需要实时来一点儿"瑜伽时间"，来适度舒缓过劳的身体与紧绷的心境。通过训练肢体的伸展度与柔软度，减轻压力、去除心灵噪声。当身体恢复了弹性，同时也还给你一个头脑清醒的工作情绪。

另外，在追求工作成就与绩效的过程中，也容易出现内分泌失调与情绪焦虑的身心迹象。尤其是你朝思暮想、非常向往着在工作舞台上掌声能为你响起的那一刻！你想象着自己起身答谢，你感觉到了莫大的鼓舞……问题是，正所谓"台上十分钟，台下十年功"！当镁光灯尽，众人散去，谁能无时无刻协助你调适台上台下之间心情上的落差？或者，当自己的工作成效不尽如人意之际，谁又能随侍在侧，当场激励你在那些平常不怎么令人兴奋的平凡工作中，所难免遭遇到的挫折与不适呢？

这个时候，"办公室瑜伽"就是你生命中呼之即来、挥之即去的最好良伴之一了。通过肌耐力训练你的意志力，即使是简单的肢体动作、几个安全易展的瑜伽招式，就能轻易排

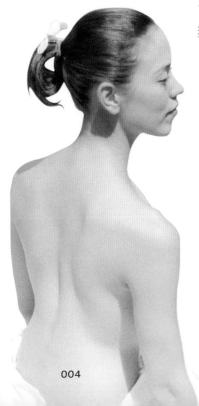

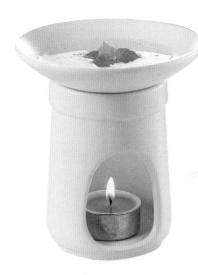

毒、使血液流畅。而在呼吸吐纳的节奏中，就会使你茅塞顿开，很快地引领你再次了解自己、肯定自己、欣赏自己，明确方向，重燃圆梦的热情。

现代粉领族，在职场上，多多少少都会遇到那种有点烦又不怎么烦的工作情绪或是工作内容，就连工作伙伴也不一定能帮你分工合作，人事纠葛搞不好还正是让你提不起劲儿做事、待不下去的秘密原因呢！这时候，随时随地在上班时候备妥几个"瑜伽特效药"在身上，不一定需要瑜伽垫，也不必劳烦走进瑜伽教室，立刻即成"瑜伽心情"，立地就有"瑜伽空间"，带着你的"瑜伽情商"、做做"能屈能伸"的办公室瑜伽，指日可待的职场女神就是你！

办公室瑜伽当然不会自动帮你减少工作量，不会多个助手或是助你升迁、加薪、挑工作。但是，在变幻莫测的大小职场圈中，随时随地保有一个正能量的瑜伽心情，总会让你随遇而安、化险为夷、与众不同、增加机会。

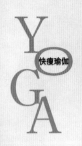

　　"心"正是我们生命内在宇宙的中心，当我们学会如何面对恼人的人、事、物时，就能轻松自在、优雅泰然地平衡好自己的宇宙中心点，自能减少误判、出错或是反应过度的概率。当智慧加分、魅力升级，你自然能够有所表现，当不自困于不满现状、不烦恼于安于现状，也不担心无法出人头地，必然能乐观地、无畏地在工作舞台上出类拔萃、发光发亮！

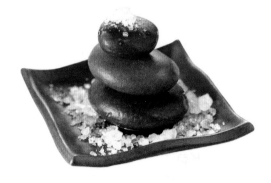

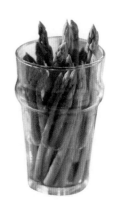

第二章 出得厅堂，入得厨房

我们当然需要工作，享受着职场所带来的乐趣，热爱来自工作上的自我成长。然而，就算拥有顶天立地的本事，不眠不休的工作、自我挑战的工作、获益良多的工作、成就感十足的工作，又真能完全解答、解决、解放、解救女人生命中与生俱来或是后天造成的缺口与疑惑吗？

对不少女人而言，她们的生活重心并不完全只寄托于工作，甚至，无论是对都市区或非都市区的女人们而言，工作本来就并不是她们人生中真正安身立命的归宿。请别告诉她们，有了工作，就拥有了全世界。即使是在大都市中，"回归家庭"也成了女人们内心中隔三岔五的呼喊。实际上，有不少女人认为工作不过是个点缀，办公室不过是个提供社交、顺便赚点生活费、贴补家用的场所，甚至仅是秀秀新衣服的好地方。不管是辣妈、贵妇、丁克族、分巢族，还是传统婚姻、新潮婚姻等，不少主妇们在

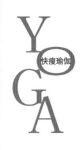

心中多多少少地认为，家庭才是女人毕生追寻圆满的地方。

所以，现代女性在工作之余，也希望并要求着自己在家能扮演好妻子、好妈妈的角色。要如何才能做到功德圆满地相夫教子，这才是"大学问"呢！全职主妇或双薪家庭都有各自的苦乐。特别是对职业妇女而言，一天上班下来，带着疲惫身心一入家门，若还要张罗一群嗷嗷待哺的小孩、大人们吃饭，接着还有忙不完的家务事等着做，日复一日、年复一年。当辛苦付出反成了众人眼中的理所当然，当妇德用罄，还没人懂得感激、回馈、欣赏，还真是令主妇们欲哭无泪，直呼巧妇难、难、难啊！

而主妇头衔也不能够随便免职、辞职、停职、另谋高就，连罢工、休假、留职停薪、找助理都很难，何况加薪、升官。因为，这是一份关于"爱"的契约，一触及了有关女人的"爱"与她们的"爱情"这回事儿，天下瞬间失去条理，世间不容理直气壮，就要剪不断理还乱了。

　　所以现代家庭主妇要找正当、正常、正确的"出口"，以平衡内在感觉与外在感官，重新打理出属于自己的智慧与美貌。瑜伽就是现代女人们一个很好的出口。瑜伽活动可以协助女人们找回持家的方向，参悟持家秘方。通过瑜伽团体、瑜伽课可以让女人们更了解自我，同时结识好友，释放身心，化解孤立无助感，增添自信与美丽。而家居瑜伽、主妇瑜伽、纤体瑜伽更是一种很好的、增益身心的修炼方式。瑜伽不仅随时随地活络女人们的持家情绪，也能强化内分泌机能，促进身体健康。

　　此外，与亲密爱人或亲爱的子女们一同做做夫妻／亲子瑜伽，或是利用就寝前做做床上瑜伽等，不仅有助于凝聚家人感情，也能从中增添生活情趣。利用双人瑜伽这一种很亲密的沟通方式，可以从各式体位与结合

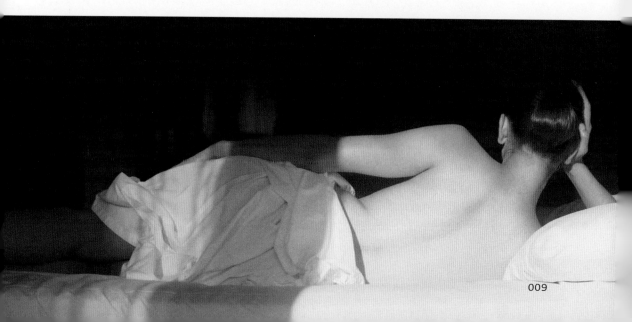

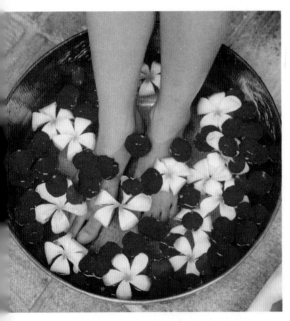

中，学习到隐含于其中的相互扶持的理念与相互体谅的传递与修习。在维系家人感情与博得家人共识的沟通技巧上，是很有帮助的。

众所皆知，瑜伽是一种最环保的美容方式，丝毫不会制造任何污染或公害，尤其快瘦瑜伽不会浪费资源而且经济实惠又方便。不论是哪种主妇都可以毫无疑问地相信，通过瑜伽，你其实是以一种很亲近地球、关怀自然的方式养颜美容。而且，只要你愿意不管天荒地老，练瑜伽，你就会青春美丽直至天荒地老！

当瑜伽从身体与心灵的最深层、最底层重新净化你时，当瑜伽缓慢渐次地排除掉你生理上的老旧废弃物与心理上的沉重负担时，神清气爽的身心状态自然会使你神采飞扬。当身体重新感觉年轻起来，心灵也跟着美妙轻盈了起来；当重新能与枕边伴侣一次又一次地坠入爱河时，能再度领略子女承欢膝下的天伦喜乐时，你的内在宇宙平衡了，你的外在环境和谐了，你又哪里会感觉到年老？即使春去春来，又哪里会需要害怕年老呢？

此外，瑜伽可以轻松化解女人们操持家务时所带来的疲惫、劳累与酸痛等不适症状。好好运用瑜伽这个亲切的家居小护士，不但让女人们免于衰老病痛，也

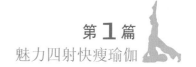

顺便"保养""激荡"出自己的心灵能量，使女人常保仪态大方、身体健康，让黄脸婆、糟糠妻永成历史名词，不怕不幸会找上你。取而代之的是鼓励自己勤做瑜伽或是协助家人练习瑜伽，让健康与健美长存，关怀与祝福常驻你心，时刻感觉到爱人与被爱的幸福！

瑜伽有令人快乐起来的神奇力量，劳苦终日的女人们请一定要试试看！

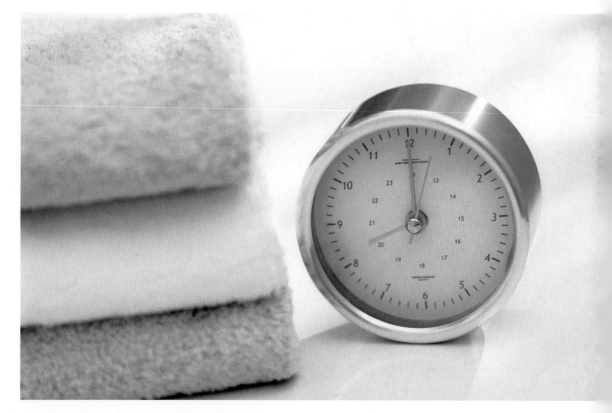

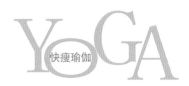

YOGA 快瘦瑜伽

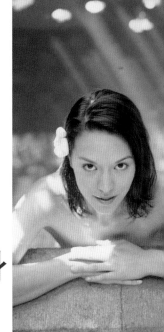

第三章 **贵妇千金大变身**

所有的人都怕生病，所有的女人都怕衰老！

简单地说，所有的生物都有"不安全感"！

如果说，人是由"身""心""灵"三部分组成的，那么，"身体"就仅仅是表面上你看得到的"冰山的一角"。其他你所看不到的关于"心的活动"与"灵的满足"才真正是主宰人生命与命运的舵手。"心"与"灵"是个人内在宇宙的核心。核心不见了或是生病了、枯萎了，身体就要受苦、凋零！而以其为轴心运转着的宇宙，最终就要失衡、崩解！

"不安全感"是一种作用强大的心理力量，或者称它是一种可怕的"心理魔咒""心理催眠"也不为过。这解释了为什么电视购物广告中，男性增高、壮阳药最好卖，女性瘦身、丰胸的钱最好骗。科学明明告诉我们，成年人除非动手术，否则不可能突然长高，或是胸围迅速升级，为什么偏偏有人相信"药"的神效？自己不能接纳自己，这源于对自己缺乏自信，而"不安全感"由此而生。

人类外在的种种行为，在透露着他们内在的心理活动。人人都想变漂亮，个个都求吸引力，人工美女不是不好，若能自然美何须外求？然而最重要的是，若是内在世界不美丽，一个女人无论如何也散发不了一种真正美丽的信息；再高超的整形美容，也拯救不了一颗形同槁木的内心。

通过瑜伽的修习，可以让女性了解肢体之美、心灵之美，了解到一个女人真正的芬芳，是一种源自于内心，由内观自在的喜悦吐露而来的。那是一种真正高贵的气息，那是一种不可言喻的意境，那是一种独一无二的美的传递，那是一个别人无法取代、令人百看不腻的形体，会深深地吸引着人们为你痴迷，向你靠近。

我们从来不曾看过一个不爱自己、不懂爱人、不爱世界的女人能美到哪里？这世上被叫做"美女"的女人太多了，其中因为年轻貌美的并不稀奇，但能长期被称为美女的，除了外表保养得当，更要有一颗能被大家认同的美丽的心。如能被长时间朝夕相处的

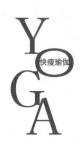

"亲密爱人"、"亲爱家人"认同为美女的，才是女人真正美丽的内功奏效，也是女人常保美丽的原动力。

瑜伽运动是与你互动最频繁的身心活动，也是最关心你、或是你最关心的身心状态。瑜伽是你情绪上的避风港、身体安憩的庇护所，面对瑜伽修行，你没有矫饰，没有遮掩，除却过高的自尊，探索真正的自我，找到生命的触动，让你领悟出这一种出自"真"、出自"善"的人性之美、喜乐之美，这才是不随风雨飘摇、不随时光退色的永恒之美。

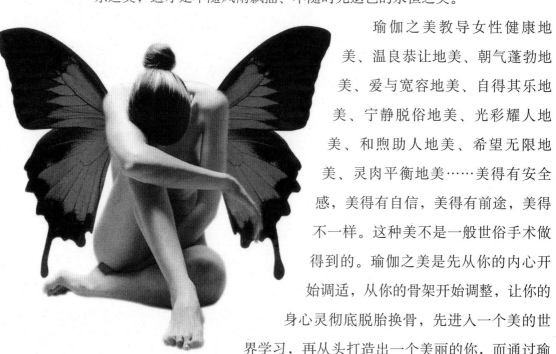

瑜伽之美教导女性健康地美、温良恭让地美、朝气蓬勃地美、爱与宽容地美、自得其乐地美、宁静脱俗地美、光彩耀人地美、和煦助人地美、希望无限地美、灵肉平衡地美……美得有安全感，美得有自信，美得有前途，美得不一样。这种美不是一般世俗手术做得到的。瑜伽之美是先从你的内心开始调适，从你的骨架开始调整，让你的身心灵彻底脱胎换骨，先进入一个美的世界学习，再从头打造出一个美丽的你，而通过瑜

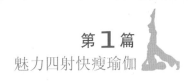

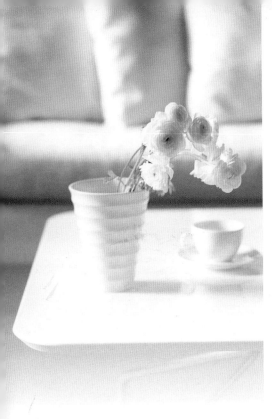

伽之美，你必然看得见自己美好的现在与未来。

世俗上所有距离之美、冷然之美、高傲之美也许会一时叫人屏息，令人目光难以转移。然而最终人们会记得的也是你真正想珍惜的，却是如同日光般温暖的美，如同夜色般温柔的美，如此，你才是世间难求的珍宝，你才是人们心中向往的女神。

经由快瘦瑜伽修习而来的美丽，就属于这种美，沉浸在这种美的境界，崇尚美丽的你，又怎能轻易错过这些美丽的体验呢？

对于坐而言，不如起而行。现在，就立即起身，一同进入美轮美奂的快瘦瑜伽宫殿，亲自见证自己身心灵的蜕变，回溯生命之美的每个历程吧！

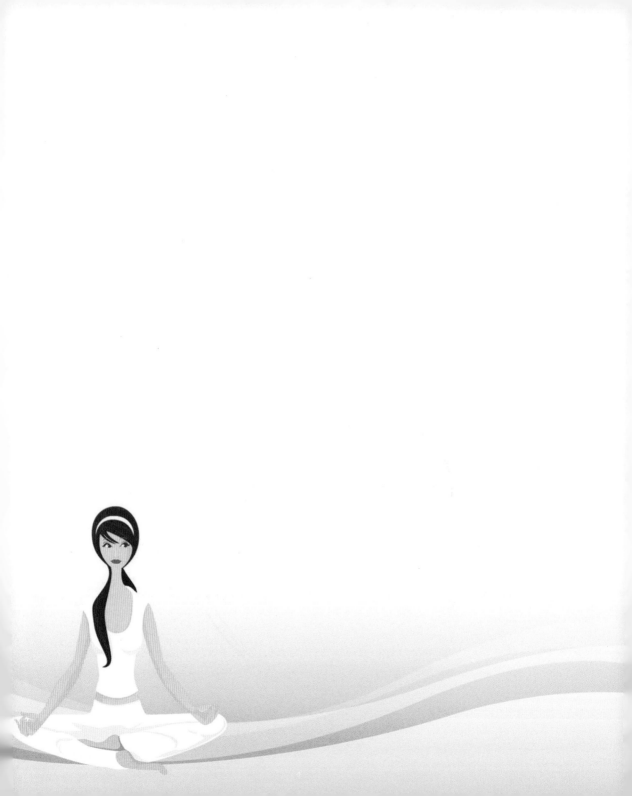

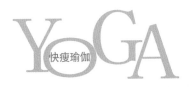

第2篇 轻轻松松快瘦瑜伽

瑜伽就是你生命中呼之即来、挥之即去的最好良伴之一了。透过肌耐力训练你的意志力，即使是简单的肢体动作、几个安全易展的瑜伽招式，就能轻易排毒、加速体内环保、使血液流畅。而在呼吸吐纳的节奏中，就会使你茅塞顿开，很快地引领你再次了解自己、肯定自己、欣赏自己，浮现明确的方向，重燃圆梦的热情。

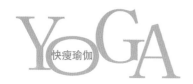

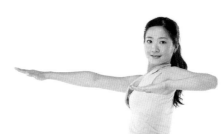

第一章 暖身式

Warm Up

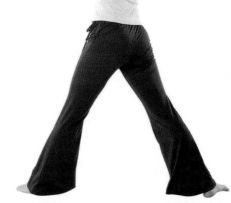

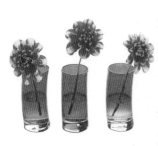

任何运动都需要事先暖身，避免造成运动伤害，瑜伽运动也是。请不要小看这些简易轻松的暖身动作，这些个"快瘦瑜伽"预备姿势，对于唤醒身体内在感觉与外在灵敏度是很有帮助的。练习这些暖身动作的时候，原则上就是正在温柔地告知自己紧绷多时的身体与心灵："要开始专注！要开始调整呼吸了！要开始运动啦！"使你的身心灵能优雅地进入状态，防止"措手不及"的反应与意外哦！

暖身式一
【腹式呼吸】

Breath

1 仰姿，全身放松。

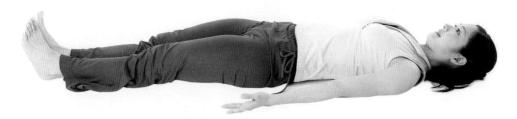

2 双手双脚打开，吸气，腹部凹进。

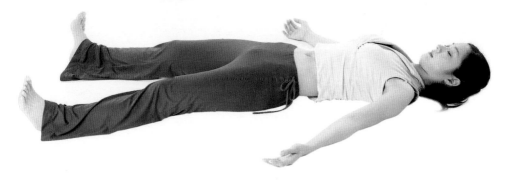

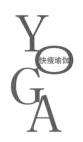

3 吐气，腹部突出。

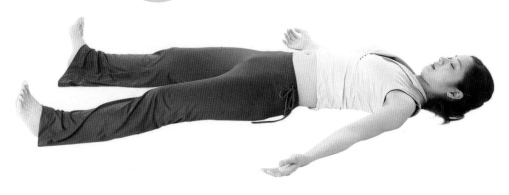

Rebecca's

TIPS 吐气的时候感觉肚子要去贴地板似的，把气吐完吐干净；吸气的时候感觉肚子都凹进去了。"吸气""吐气"是一种很简单的放松运动，唯一不一样的是用肚子"来运作，记住不是用胸腔呼吸哦!

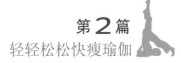

暖身式二
【头部运动】

Head

眼睛平视前方，肩颈放松。

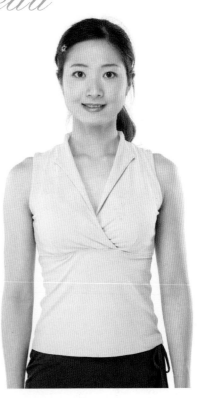

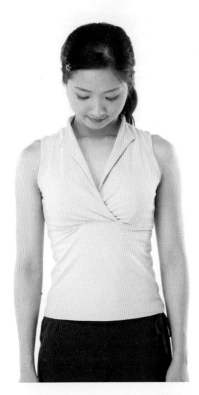

头缓缓往前低。

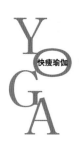

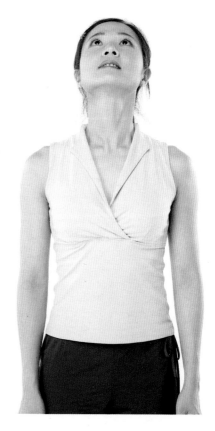

3 头轻轻往后仰。

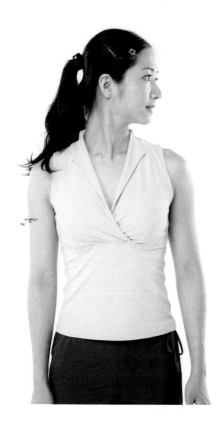

4 头缓缓转向左方。

5 头缓缓转向右方。

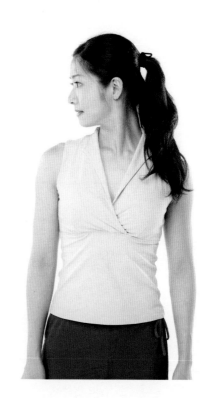

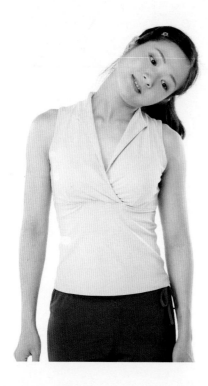

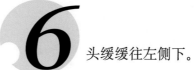

6 头缓缓往左侧下。

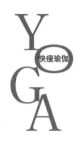

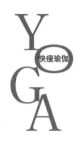

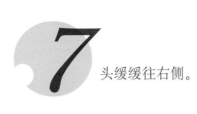

7 头缓缓往右侧。

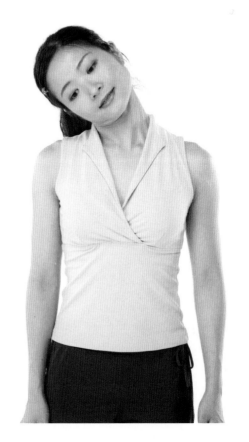

Rebecca's

TIPS 颈椎是人体非常脆弱敏感的部位，稍不小心就会受伤
而损伤、压迫到神经，所以要轻轻地动、慢慢地转，
在自己觉得舒服舒缓的范围内活动就好。

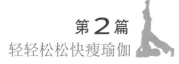

暖身式三
【腰部运动】

Waist

1 站姿，双脚并拢，
双手反掌上举。

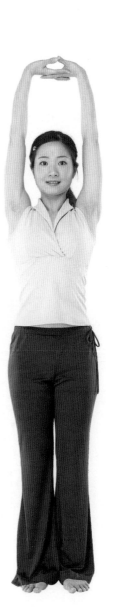

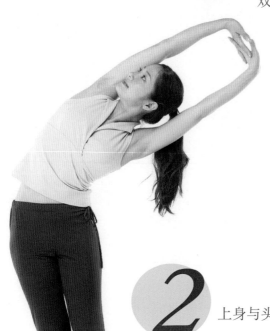

2 上身与头手往左侧弯。

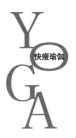

3 上身与头手往右侧弯。

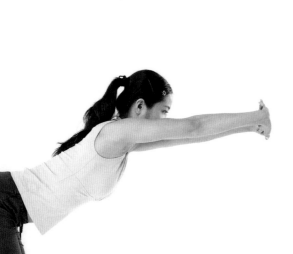

4 上身与头手往前方弯。

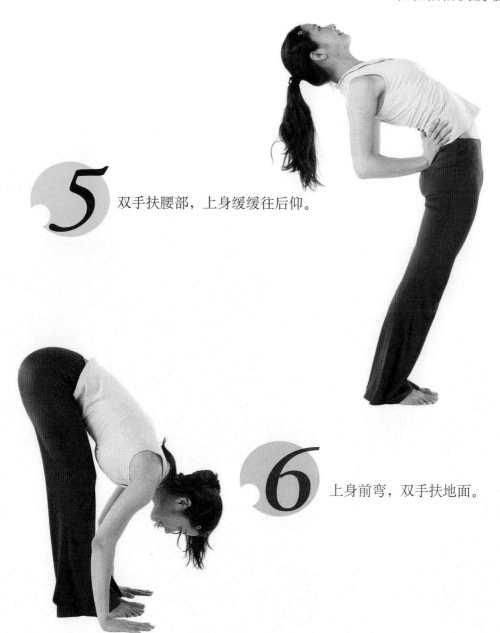

5 双手扶腰部，上身缓缓往后仰。

6 上身前弯，双手扶地面。

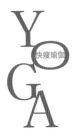

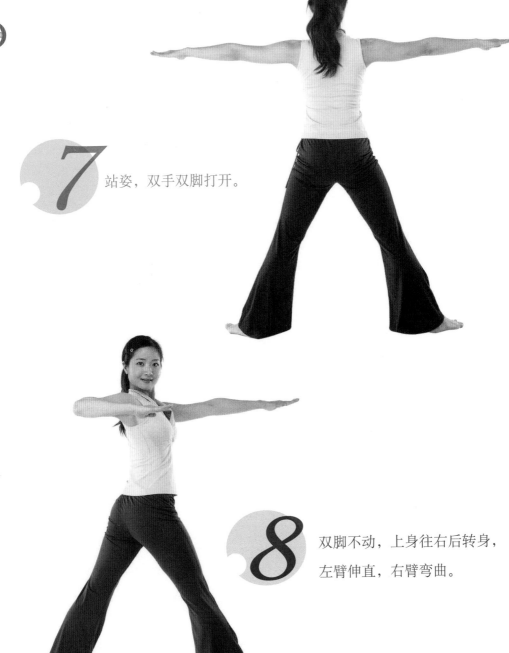

7 站姿，双手双脚打开。

8 双脚不动，上身往右后转身，
左臂伸直，右臂弯曲。

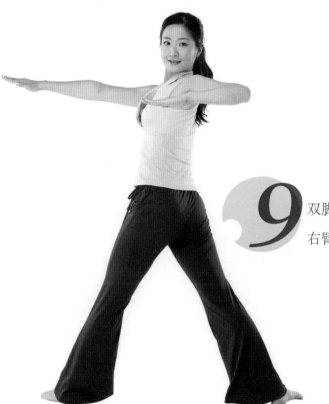

9 双脚不动，上身往左后转，
右臂伸直，左臂弯曲。

Rebecca's

TIPS 腰椎是人体的重要支柱，平时承受着身体很大的压
力。所以活动腰部的时候也要特别小心注意，后仰或
前弯都不能勉强，同时脖子也不要往后掉，避免不当压迫。练习转腰
的时候，脚步要尽量固定好，上身适度左右转动即可。

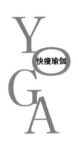

快瘦瑜伽

暖身式四
【膝部运动】

Knees

1 站姿，双手叉腰，双脚打开。

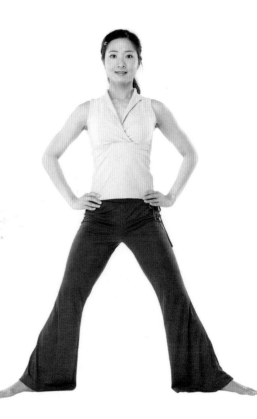

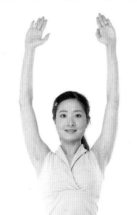

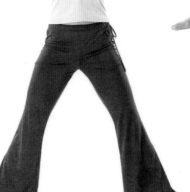

2 双手平伸，往上举高。

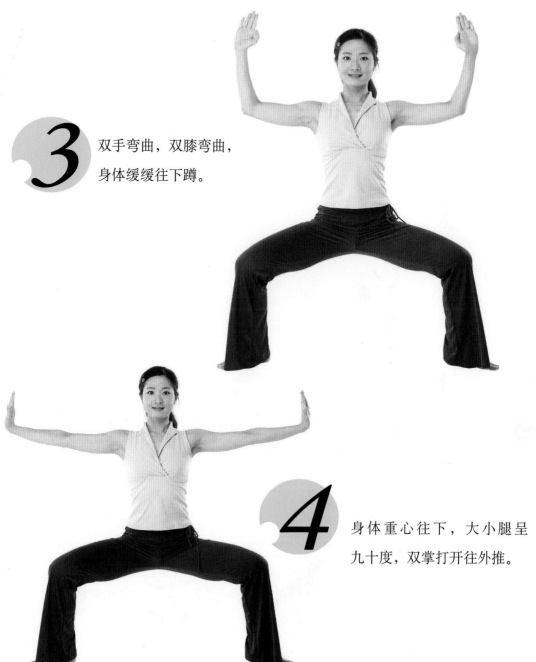

3 双手弯曲，双膝弯曲，身体缓缓往下蹲。

4 身体重心往下，大小腿呈九十度，双掌打开往外推。

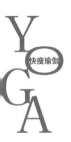

快瘦瑜伽

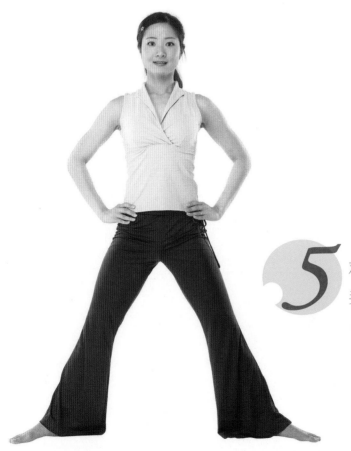

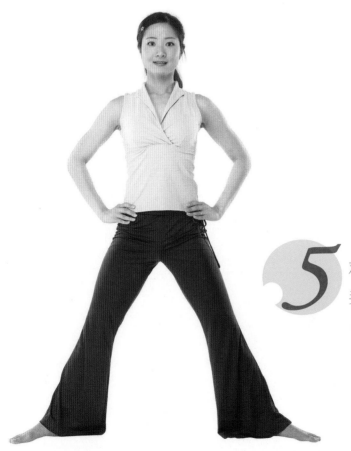

5 双膝伸直，恢复站姿，重复动作。

Rebecca's
TIPS 大小腿呈九十度，膝盖不要超过脚尖，膝盖往外开，臀部往前推，上下几次速度不要太快，以练习膝关节活动力与腹部及大小腿的肌力。若蹲不下去的话，只要蹲到一个自己可承受的角度就好。这个动作只是松松关节、暖暖身而已，不要太勉强了！

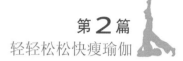

暖身式五
【臀部运动】

Hips

1 站姿，双手叉腰，双脚打开。

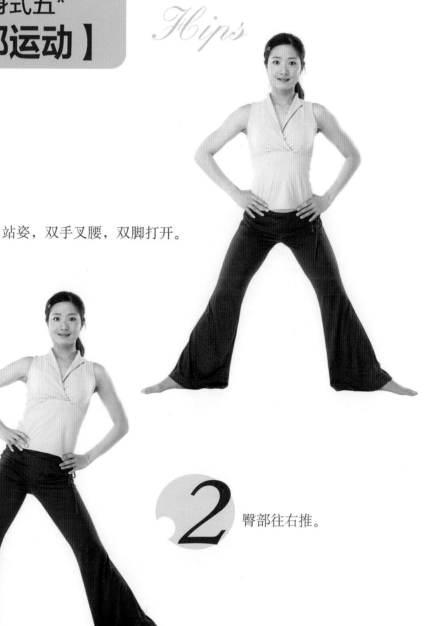

2 臀部往右推。

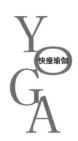

YOGA 快瘦瑜伽

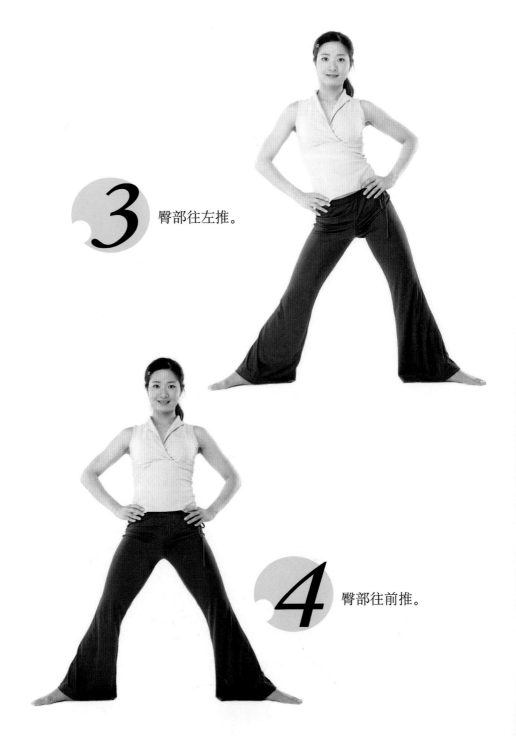

3 臀部往左推。

4 臀部往前推。

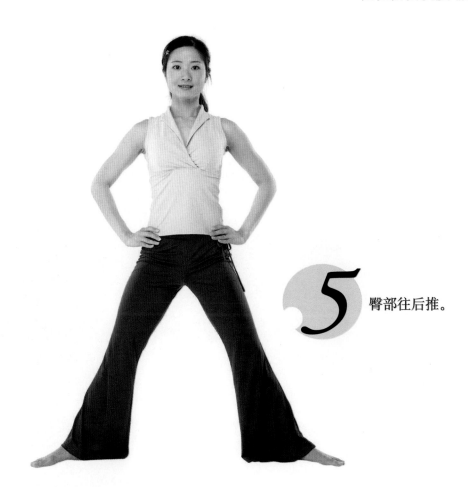

5 臀部往后推。

Rebecca's
TIPS 活动骨盆这个动作做起来既舒服又简单，随自己喜好前
后左右适度地动一动，有事没事、时时动一动才不会有
大象屁股哦！

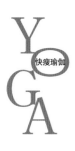

暖身式六
【脚部运动】

Toes

1 站姿，双手叉腰，双脚打开，右脚脚趾踮起。

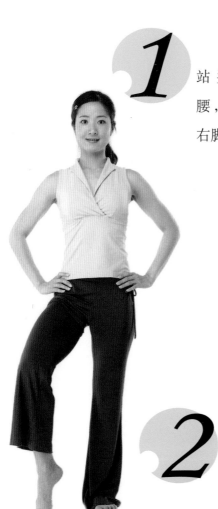

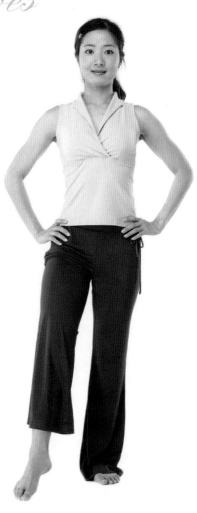

2 右脚脚尖踮高，脚背推出。

3 右脚往前，按压右脚脚趾。

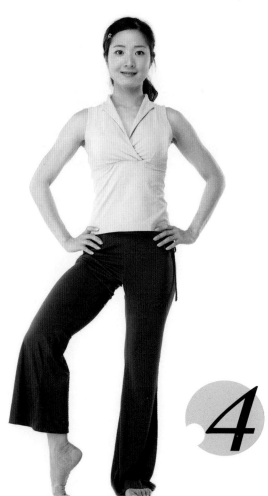

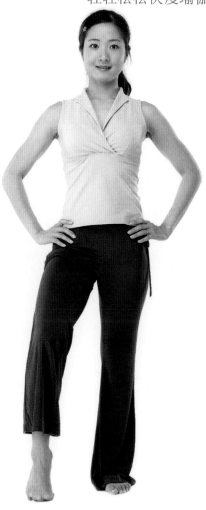

4 右脚转右，按压右脚脚趾。

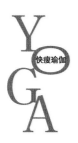

快瘦瑜伽

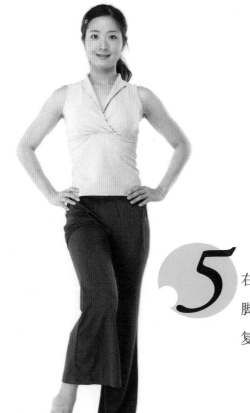

5 右脚往旁，按压右脚大脚趾。依次换脚趾，重复动作。

Rebecca's TIPS 转动脚趾的动作最好在垫子上做，不然会压痛脚，有了垫子作为缓冲，可避免脚骨受伤。压脚趾的力度可视个人情况而定，避免重心不稳，以自己感觉到脚趾有被地板按摩到的力度即可。

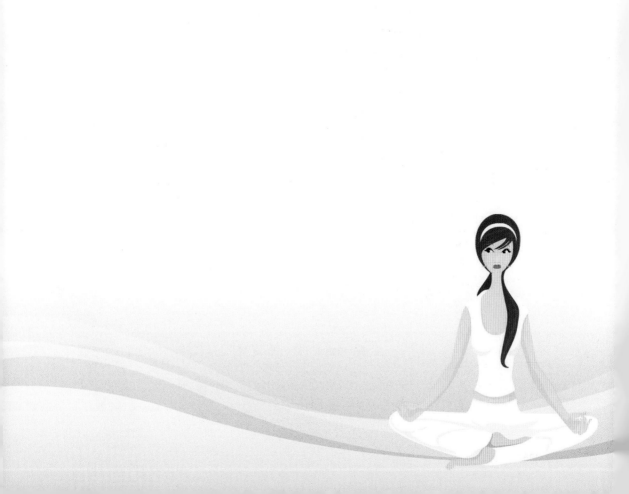

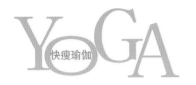

第二章 简易拜日式

Sun Salutation

简易拜日式完整流程图

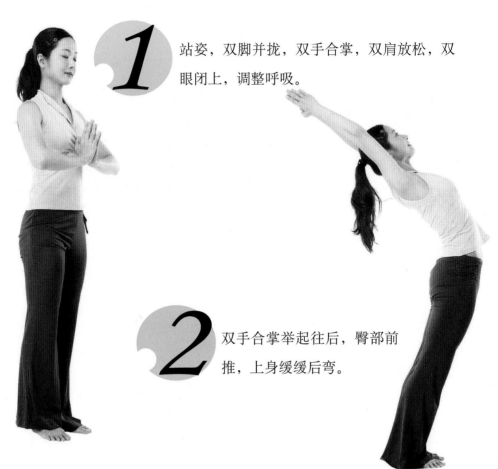

1 站姿，双脚并拢，双手合掌，双肩放松，双眼闭上，调整呼吸。

2 双手合掌举起往后，臀部前推，上身缓缓后弯。

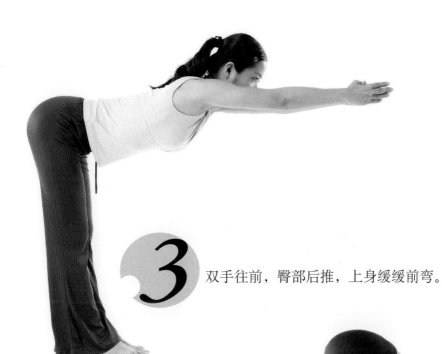

3 双手往前，臀部后推，上身缓缓前弯。

4 上身彻底前弯，膝盖并
拢，胸腹贴大腿，脸贴小
腿，呈"前弯对折式"。

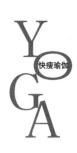
5 右腿屈膝，身体下蹲，双手摆放在右脚两旁地上，左脚往后一大步，成"前后弓步"，右腿大小腿呈九十度。

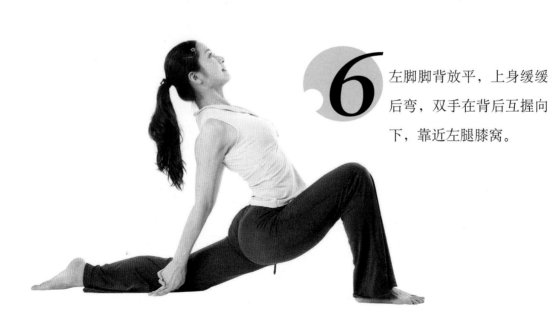

6 左脚脚背放平，上身缓缓后弯，双手在背后互握向下，靠近左腿膝窝。

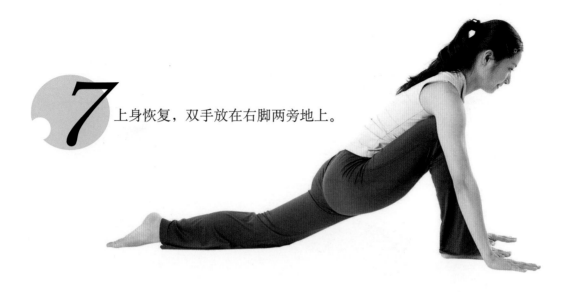

7 上身恢复，双手放在右脚两旁地上。

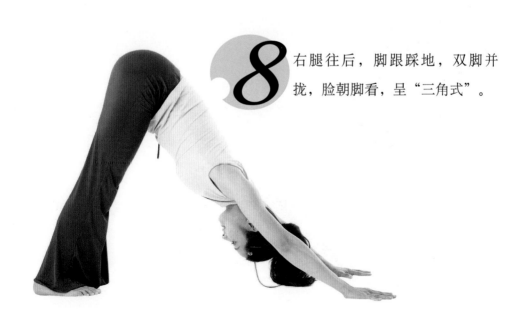

8 右腿往后，脚跟踩地，双脚并拢，脸朝脚看，呈"三角式"。

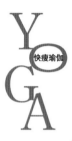

9 上身往前，双脚略后，双手撑地与肩同宽，腹部用力，腰背挺直，呈"平板式"。

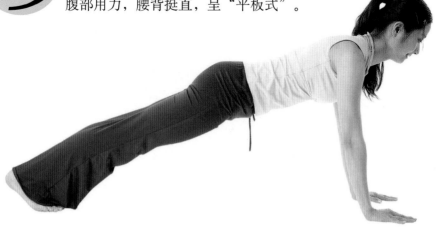

10 上身趴下，双手在胸两旁，脚尖踮起，双肘内夹，身体不着地与地面平行。

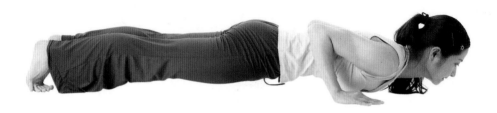

11

上身往上，双手撑地，脚背放平，臀部夹紧。

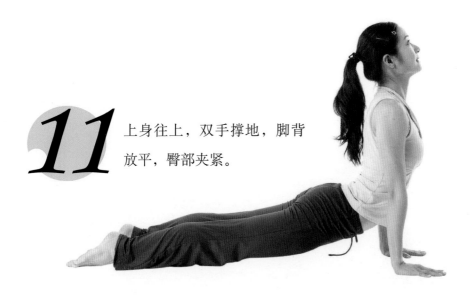

12

膝盖碰地，臀部往后，双手撑地。

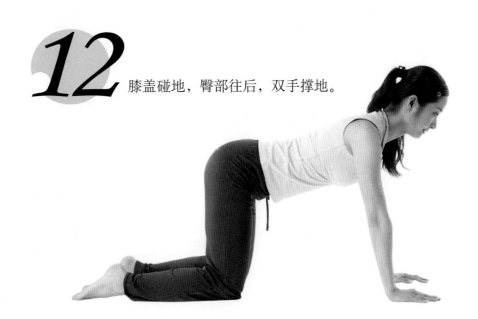

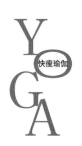
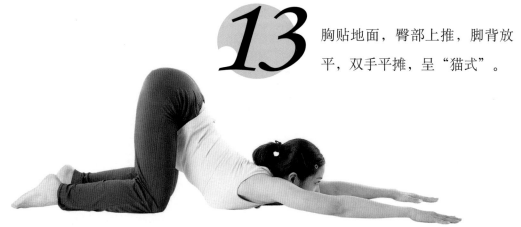

13 胸贴地面，臀部上推，脚背放平，双手平摊，呈"猫式"。

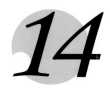

14 上身往前，下身往后，身体平趴在地上，双手回到胸部两旁撑地。

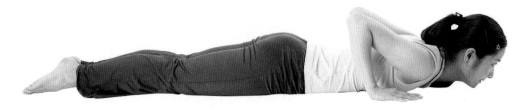

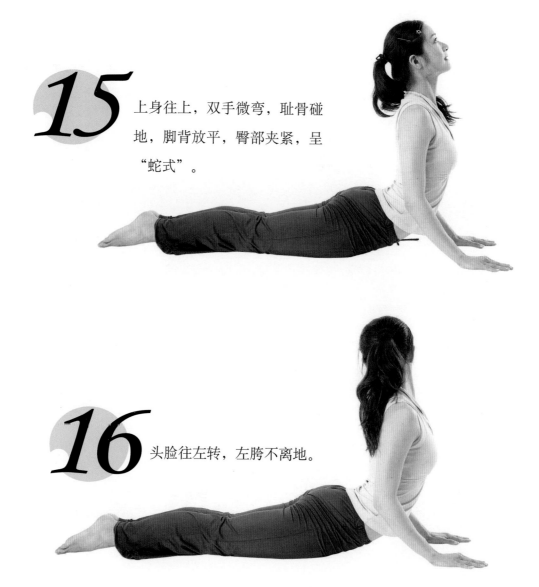

15 上身往上，双手微弯，耻骨碰地，脚背放平，臀部夹紧，呈"蛇式"。

16 头脸往左转，左胯不离地。

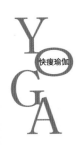

17 头脸往右转，右胯不离地。

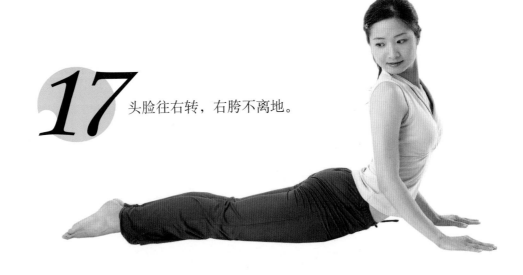

18 双手撑地，臀部往上，脚跟踩地，双脚并拢，脸朝脚看，呈"三角式"。

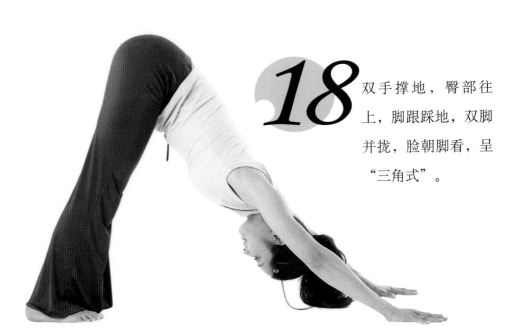

19 右脚往前，左脚往后，左脚脚背放平，上身缓缓后弯，双手在背后互握向下，靠近左腿膝窝。

20 左脚收回，双手抱脚跟，上身彻底前弯，胸腹贴大腿，脸贴小腿，呈"前弯对折式"。换脚换边，重复动作。

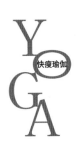

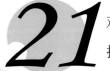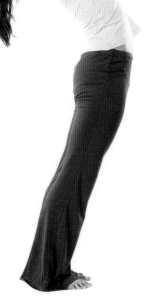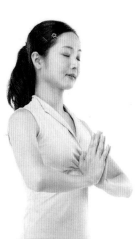

21 双手合掌举起往后，臀部前推，上身缓缓往后弯。

22 恢复站姿，双脚并拢，双手合掌，双肩放松，双眼闭上，调整呼吸。

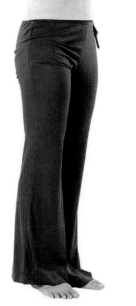

Rebecca's

TIPS 做拜日式时，最好每个动作多停留几个呼吸，缓缓吸足，吸饱气，再吐尽，吐净气，才能感受到身体内在的响应与生命力，并强化自身的体能和免疫力。当进行动作时，颈椎有问题者，建议脖子不要往后掉，以保护颈椎。瑜伽运动应在温湿度良好、空气清新的地方进行，姿势能否彻底到位是追求的方向，切莫强求。不要感到挫折，也无须逼迫自己。瑜伽的真谛就是，如同朝阳每日升起，月亮亘古牵引潮汐，只要持之以恒，不言放弃，星星、月亮、太阳都会为你加油、打气！

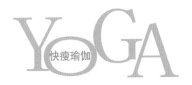

YOGA
快瘦瑜伽

第三章 TV瑜伽

TV Yoga

"TV瑜伽" 是属于比较好做的快瘦瑜伽姿势，顾名思义就是可以边看电视边做瑜伽，或是利用电视广告时间，做瑜伽动作让身体动一动，省得自己都变成了"沙发马铃薯"还不自觉。很多筋骨酸痛的原因，都是长时间身体僵持在同一姿势造成的，操作计算机、看电视等都是原因之一。运动兼娱乐的方式，也可让忙碌的现代人，把宝贵的时间资源发挥到最大的效用。边看电视边让身体动一动，记得要不时左右变换动作，不要停留太久。"TV瑜伽"就是要随时起身动一动，想要边看电视边做，切记交替练习，千万不要一看电视入了迷，同一姿势"撑"过久，就本末倒置了。

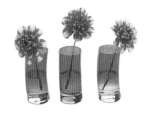

TV瑜伽一
【后视式】

Backward

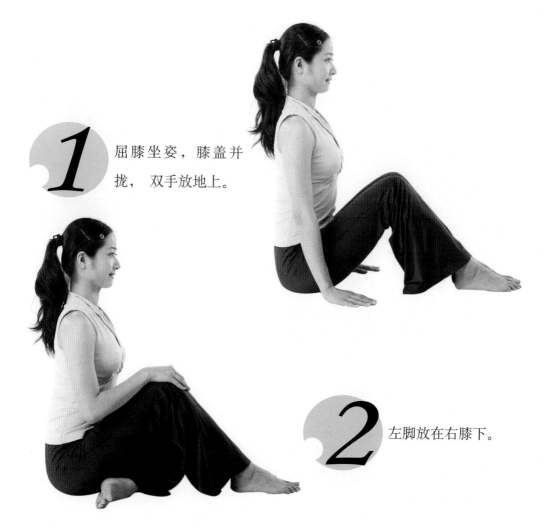

1 屈膝坐姿，膝盖并拢，双手放地上。

2 左脚放在右膝下。

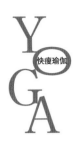

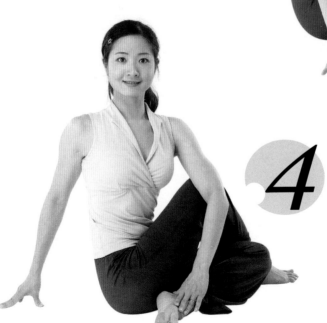

3 右脚跨在左腿上。

4 上身右转，左臂顶住右腿，腰背挺直。

5 脸向右看，停留。换脚
换边，重复动作。

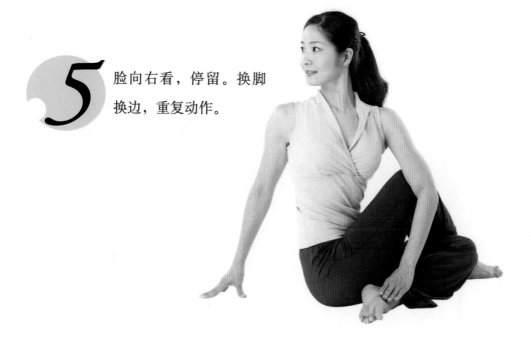

Rebecca's

TIPS 扭转的时候注意腰背尽量向上延伸挺直，不要为了把
转动的角度做大而弯腰驼背，否则就失去了转腰的活
动意义了。运用手臂卡住大腿外侧，可以帮助身体扭转施力，但小心
不可因太用力而产生运动伤害。"TV瑜伽"就是边看电视边伸展，身
体有活力，人生永远有色彩！

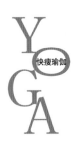

TV瑜伽二
【骆驼式】

Camel

跪姿，臀部离开脚跟，膝盖并拢。

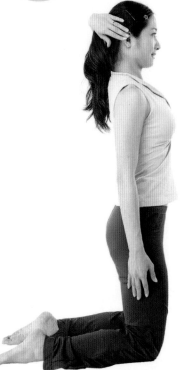

左手绕过头后方摸右耳。

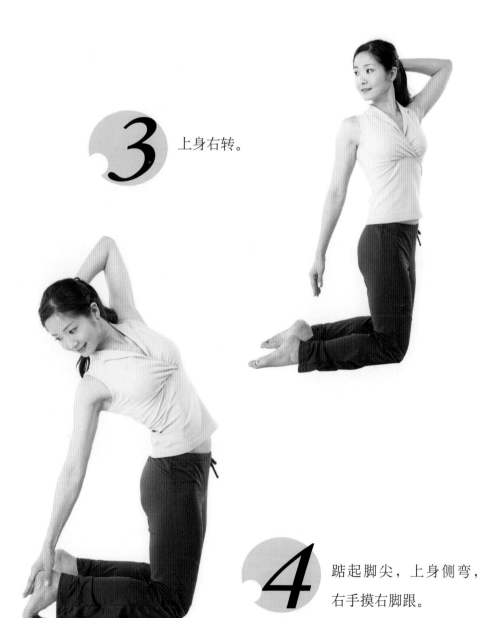

3 上身右转。

4 踮起脚尖，上身侧弯，右手摸右脚跟。

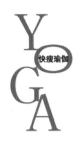

快瘦瑜伽

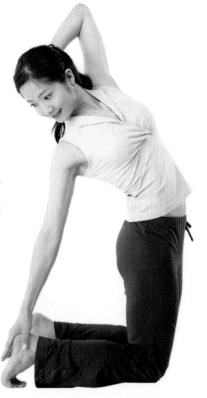

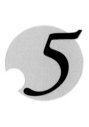

5 若柔软度够的话，可以把脚尖放下，停留。换手换边，重复动作。

Rebecca's

TIPS 腰背无力的话，只要做到脚尖踮起的动作即可，若仍然摸不到脚跟，单手叉腰或是扶臀停留也没关系。重点是感觉臀腿的肌耐力，使臀部、大腿肌肉能出力前推，而不是使劲儿地往后折腰。利用电视播放广告的时间，起身缩臀缩腿，练练柔软度，这才是青春永驻的真妙方哦！

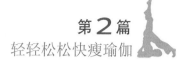
TV瑜伽三
【滑翔式】

Glide

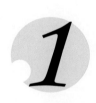

1 屈膝坐姿，膝盖并拢，双手放地上。

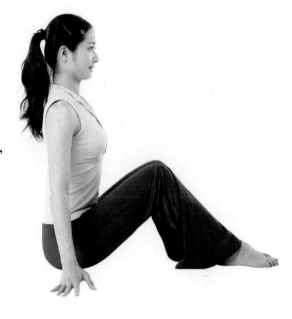

2 上身略往后倾，双手支撑在背后地面。

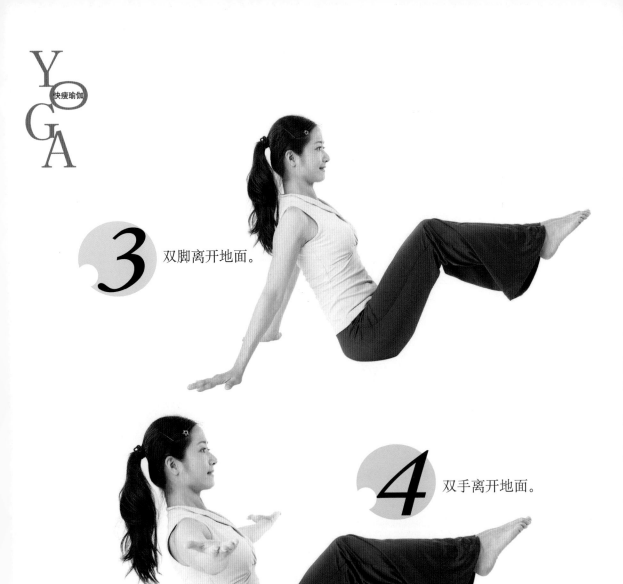

3 双脚离开地面。

4 双手离开地面。

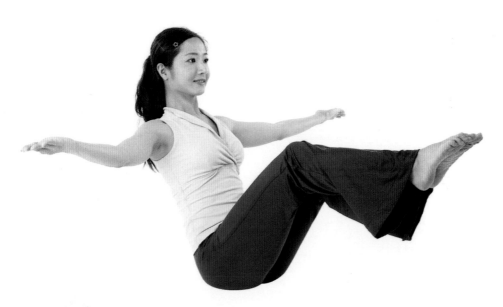

 5 腹部用力， 腰背挺直，双手双脚保持平衡，停留。

Rebecca's TIPS

这个动作要注意尽量做到腰背挺直，不要为了保持平衡而弓背弯腰。用肚子的力量撑住，使腹部核心肌群稳定且肩颈放松，才能训练到腹肌并达到瘦腿的功效。滑翔式很容易做，边看电视边做也没关系，不过要停留得久可不容易，多练习，自然会有进步。跟电视剧比赛一下，是女主角的台词比较长，还是你的腹肌、腿肌可以撑得比较久呢？

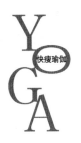

YGA
快瘦瑜伽

TV瑜伽四
【海狗式】

Seal

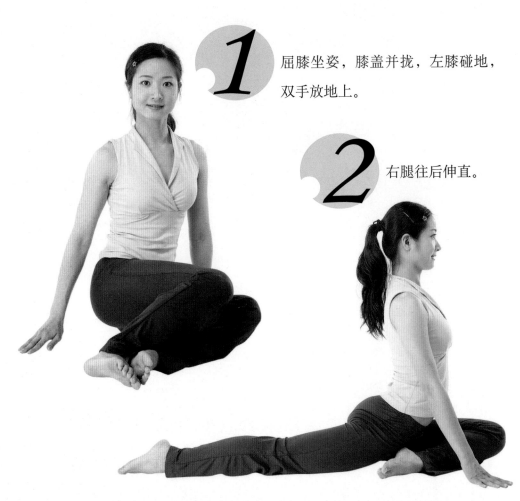

1 屈膝坐姿，膝盖并拢，左膝碰地，双手放地上。

2 右腿往后伸直。

3 上身右转，左手放于左膝上，右脚往上弯起，右手抓住右脚。

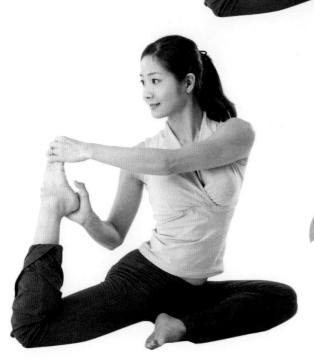

4 右手托住右脚跟，左手抓右脚背。

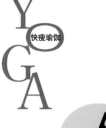

5 右手将右脚往前推至左手伸直，停留。换
脚换边，重复动作。

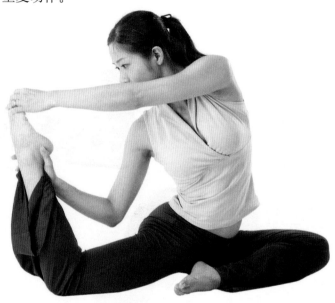

Rebecca's
TIPS 如果做不到双手握住脚的话，停留在单手抓脚的动作
上也没关系。瑜伽很多动作都要注意到腰背挺直、肩
膀不用力的细节，身心先要无压，血液心跳才会顺畅，而不是一味地
向高难度动作挑战。留意臀部要坐满地板，才不会摇摇晃晃。动作完
成后，可轻松地边看电视边练习吐纳，但可别看入迷了，忘了要还原
动作哦！

TV瑜伽五
【莲花式】

Lotus

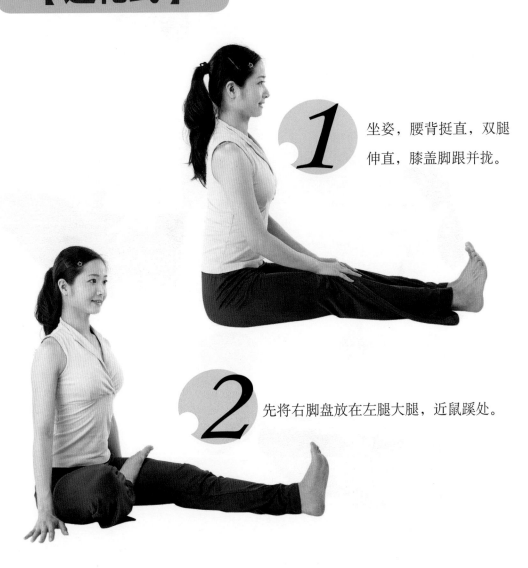

1 坐姿，腰背挺直，双腿伸直，膝盖脚跟并拢。

2 先将右脚盘放在左腿大腿，近鼠蹊处。

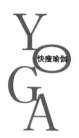
快瘦瑜伽

 再将左脚盘放在右腿大腿，近鼠蹊处。

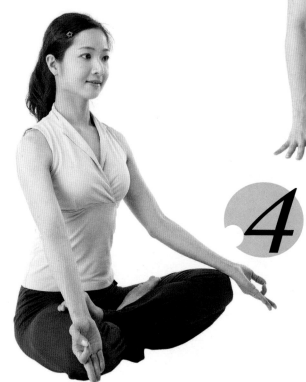

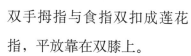 双手拇指与食指双扣成莲花指，平放靠在双膝上。

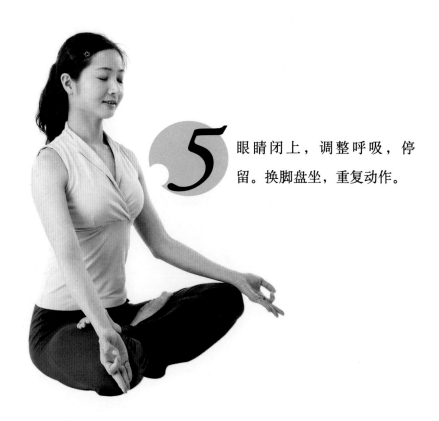

5 眼睛闭上，调整呼吸，停留。换脚盘坐，重复动作。

Rebecca's
TIPS 对膝盖关节不好或膝盖、脚筋受过伤的人来说，盘腿的确不容易，也无须太勉强。能盘腿者，可以练习双脚往鼠蹊部靠近的深度盘腿。若是做不到双脚盘腿，单脚盘腿也可，甚至是轻松坐也没关系。边看电视边做或是边打坐边冥想，都可达到让身体内部放松的效果。

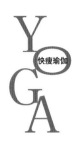

YOGA 快瘦瑜伽

TV瑜伽六
【侧弓式】

Bow

 侧躺，右手放胸前地上，左手伸直，脸靠在左臂上，双脚膝盖脚跟并拢，身体与双脚呈一条直线。

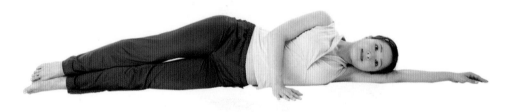

 左手托起头部，右脚离开左脚跟，左脚弯起。

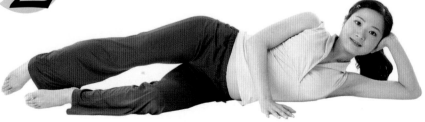

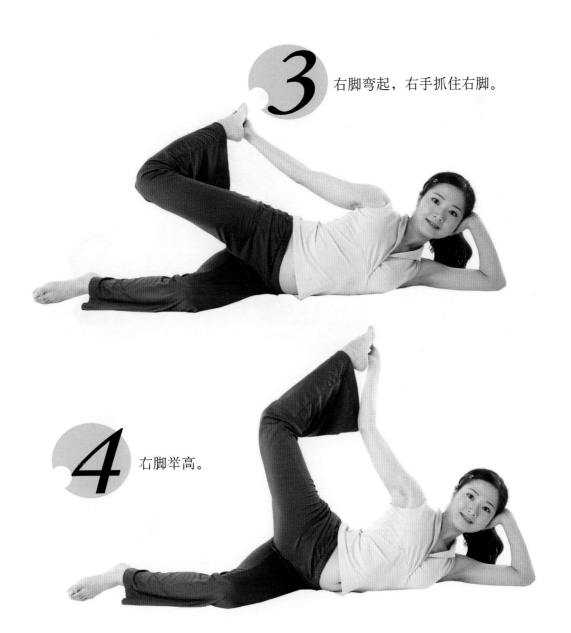

3 右脚弯起，右手抓住右脚。

4 右脚举高。

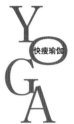

TV Yoga

5 右脚往上抬高至右手伸直，停留。换脚换边，重复动作。

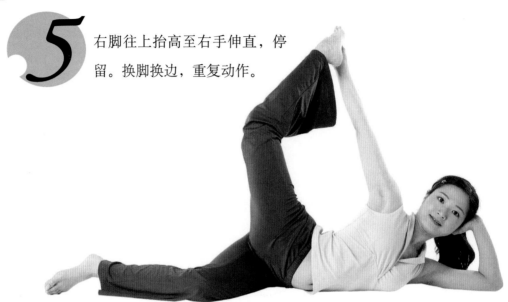

Rebecca's

TIPS 放在地面上的脚可以伸直或是弯曲，它主要是用来保持身体的平衡。在上面的腿若是举不高，只要做到朝天花板方向，尽量往上抬即可。这个动作会按摩到肩胛与腰背，并且伸展到腿肌，可以边听音乐或边看电视边做，十分舒服。

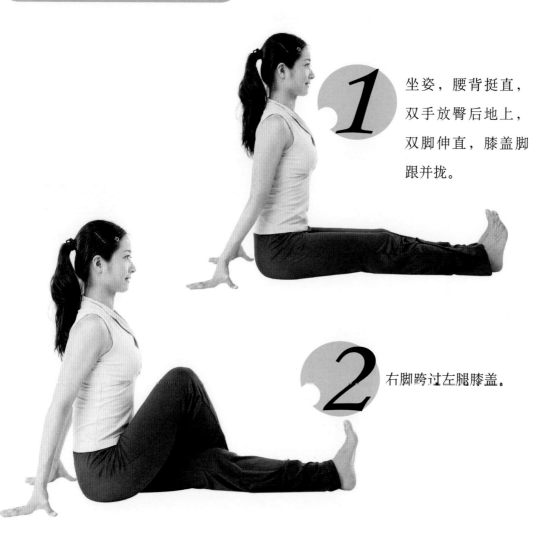

TV瑜伽七
【回眸式】

Twist

1 坐姿，腰背挺直，双手放臀后地上，双脚伸直，膝盖脚跟并拢。

2 右脚跨过左腿膝盖。

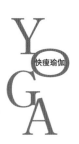

3 左臂顶住右膝。

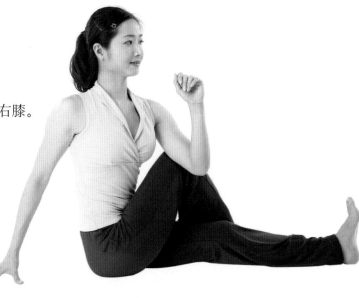

4 上身右转，腰背挺直。

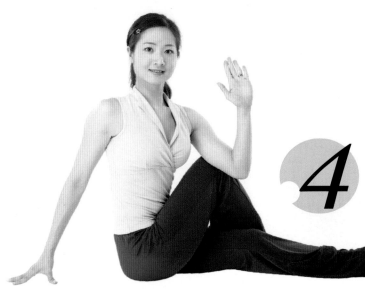

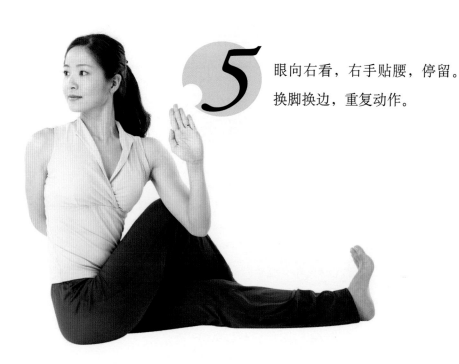

5 眼向右看，右手贴腰，停留。
换脚换边，重复动作。

Rebecca's

TIPS 这是一个很轻松简易的扭腰动作，单手往后扶住腰，
可以帮助腰背挺直旋转。趁着电视广告的播放时间，
顺便运动"回眸"一下吧！在休闲娱乐之余，也能轻松做瑜伽，美化
胸线，要好好保持身体的弹性哟！

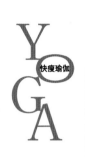

TV瑜伽八
【侧抬式】
Lift

1 侧躺，右手放胸前地上，左手伸直，脸靠左臂上，双脚膝盖脚跟并拢，身体与双脚呈一条直线。

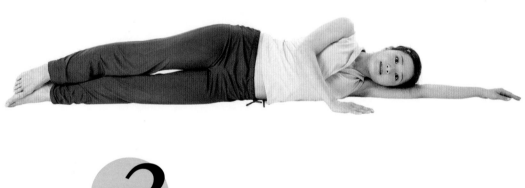

2 左手托起头部。

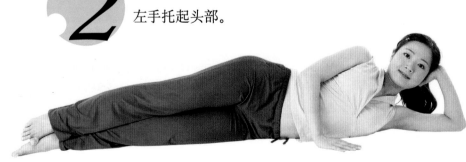

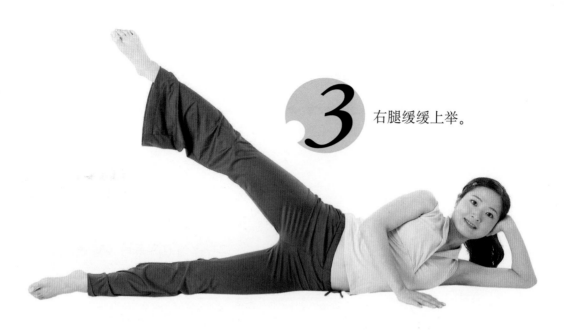

3 右腿缓缓上举。

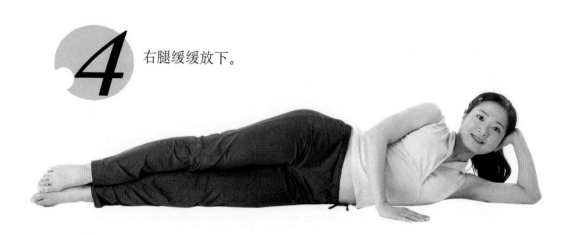

4 右腿缓缓放下。

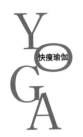
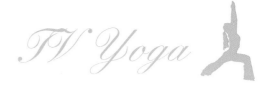

5 双腿抬起，停留。换手换边，重复动作。

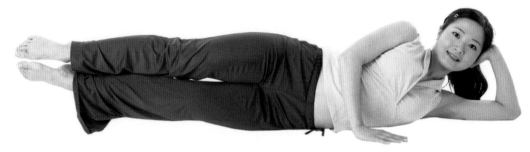

Rebecca's
TIPS 这个动作可以帮助消除臀部与腹部的赘肉，尤其是人类因为"年老力衰"而松弛下来的臀部或是大腿两侧多余的脂肪，多练习侧举腿也有消脂塑形的功效。速度不宜过快，脚慢慢举高、停留、放下，才能利用到地心引力，让腿臀做做举重练习，好让下半身尽快回春起来哦。边看电视、边听音乐边做，就不会感到吃力了！

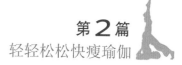

TV瑜伽九
【侧提式】

Lift

1 侧躺，右手放胸前地上，左手伸直，脸靠左臂上，双脚膝盖脚跟并拢，身体与双脚呈一条直线。

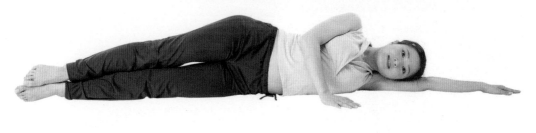

2 左手托起头部。

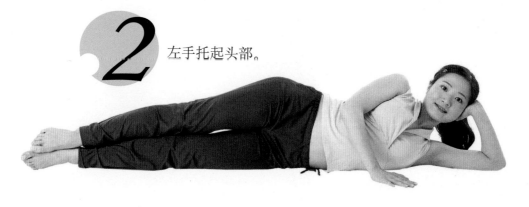

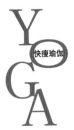

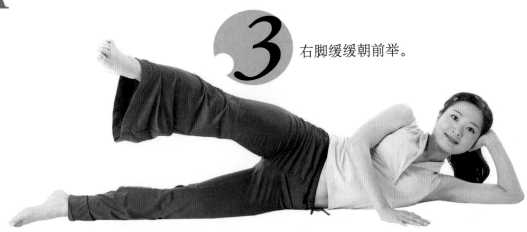

3 右脚缓缓朝前举。

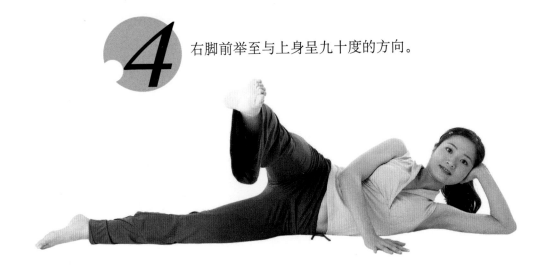

4 右脚前举至与上身呈九十度的方向。

右脚缓缓朝后举，来回数次。
换手换脚换边，重复动作。

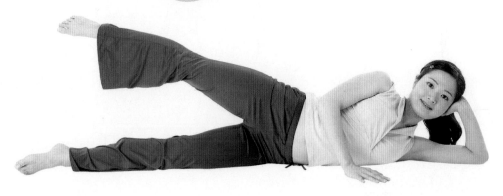

Rebecca's
TIPS 同样是用来消除臀部与腹部多余的脂肪，"侧提式"
主要锻炼臀、腿部的前后侧肌肉群。尽量不要用甩动
的方式，而是利用腿部缓慢移动做前后运动，以对抗地心引力，这样修
饰下半身的效果才会显著。在轻松的气氛下操作，比较容易持续，而且
也不易感觉疲劳！在家看电视之余，不忘"举脚之劳"做做快瘦瑜伽之
"TV瑜伽"，出门才不会变成令人惨不忍睹的"脑满肠肥"哦！

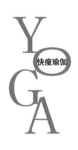

YOGA
快瘦瑜伽

Twist

1 坐姿，腰背挺直 ，双手放臀后地上，双腿伸直，膝盖脚跟并拢。

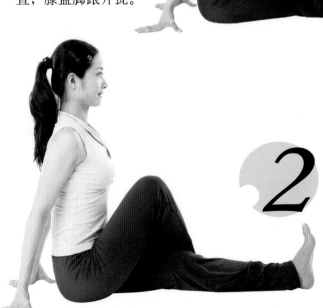

2 右脚跨过左腿膝盖。

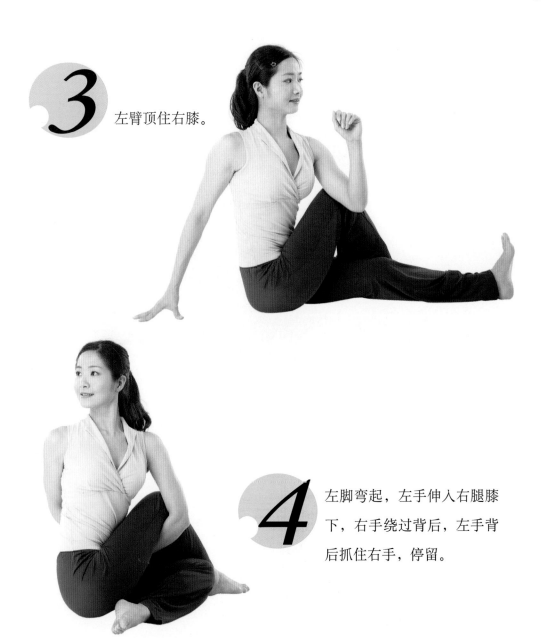

3 左臂顶住右膝。

4 左脚弯起，左手伸入右腿膝下，右手绕过背后，左手背后抓住右手，停留。

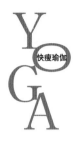

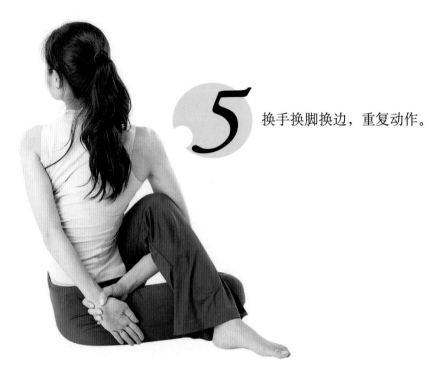

5 换手换脚换边，重复动作。

Rebecca's
TIPS 手若伸不进膝盖下方，可以试着把身体更贴近大腿，脚与臀部稍稍离开地面挪一挪，应该就可以把手伸进去了。双手在背后互相抓住后，记得腰背要挺起，肩胛要往后夹，才能刺激与按摩到背腰疲惫之处。双手若无法在背后互握，请以双手互抓小毛巾代替，一样有效果。利用广告空当或边看电视边做，都能好好雕塑出你的小蛮腰哦！

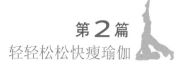

TV瑜伽十一
【韦史努式】

Lift

1 侧躺，右手放胸前地上，左手伸直，脸靠左臂上，双脚膝盖脚跟并拢，身体与双脚呈一条直线。

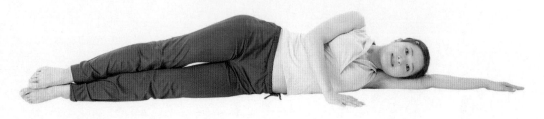

2 左手托起头部。

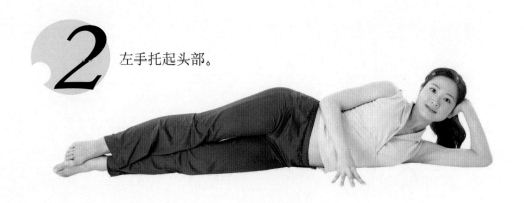

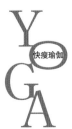

3 右脚屈膝抬起，右手
放在右膝上。

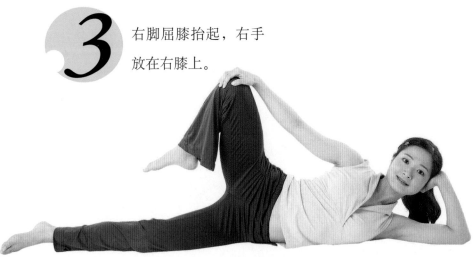

4 右手抓住右脚脚趾。

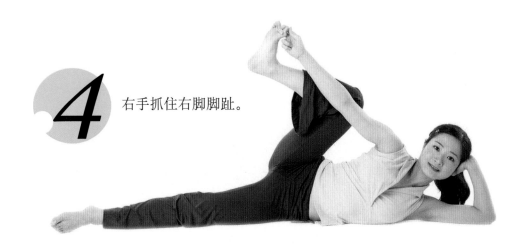

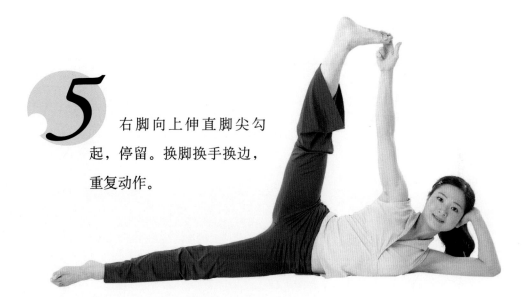

5 右脚向上伸直脚尖勾起，停留。换脚换手换边，重复动作。

Rebecca's

TIPS 手抓不到脚的话，可以用小毛巾系住脚踝后，再用于抓毛巾的方式代替。这个动作有助于放松髋关节及周边肌肉群，也可以消除背痛、防疝气，并减少腰周脂肪。边看电视，边听音乐，边让身体健康又健美，这还真是一个很享受的动作呢！

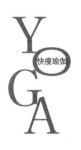

YOGA
快瘦瑜伽

坐姿，腰背挺直，双腿伸直，膝盖脚跟并拢。

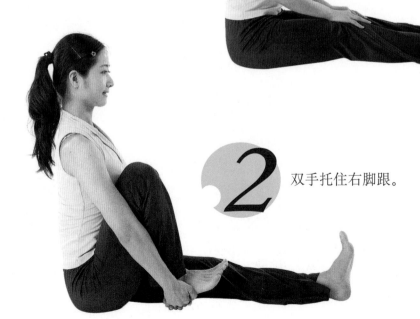

2 双手托住右脚跟。

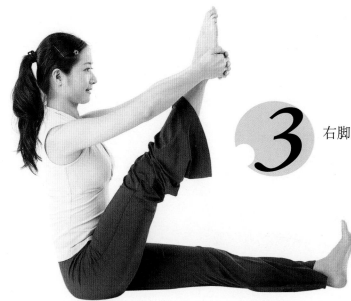

3 右脚向上伸直。

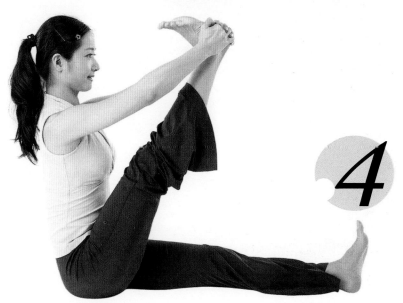

4 右脚脚尖勾起。

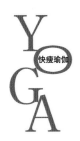

5 右脚往身体方向靠近，腰背挺直，停留。换脚换边，重复动作。

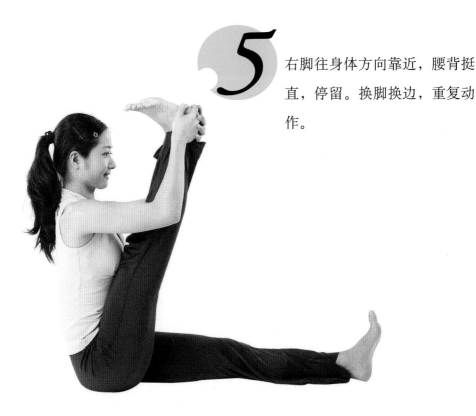

Rebecca's

TIPS 后脚筋比较紧绷的话，就不用太严格要求自己，只要把腿举到自己可以承受的高度上即可，最重要的是腰背挺直、身体向上、肩头放松、收下巴。双脚脚尖勾起会比压脚背来得更彻底、更有后脚筋伸展的感觉，但无须太勉强。双手抱不到脚的话，请以小毛巾系住练习。TV瑜伽 就是边看电视或边听音乐边练习，有助于消除身体紧绷、转移紧张的注意力，忘却读秒硬撑带来的压力。

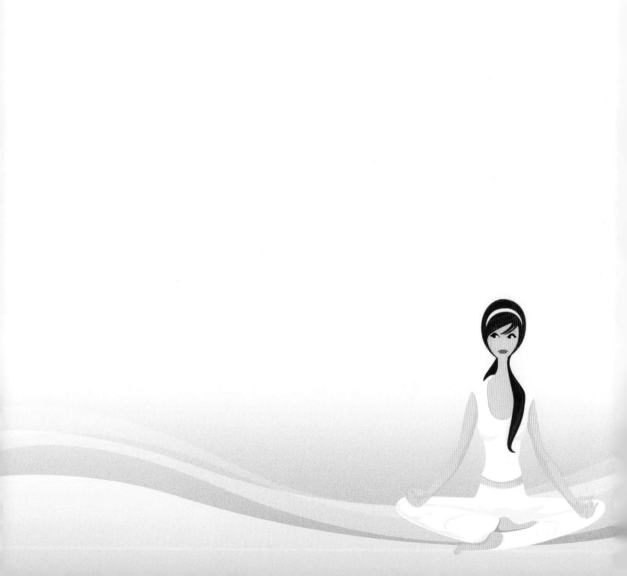

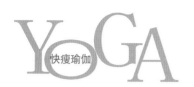

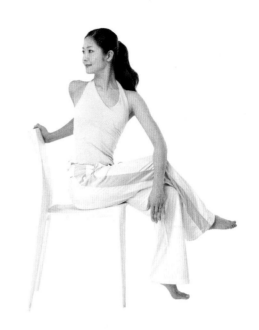

第四章

办公室瑜伽

Office Yoga

" 办公室瑜伽"可以帮助人们减轻上班的压力，缓解烦躁的心情，还原给自己一个更有行动力的肢体与清醒思考的头脑。利用办公室内的桌椅、复印机、档案柜、茶水间等等，在小小空间内即可做做简单有益的"快瘦瑜伽"运动，在健康管理与时间分配上很有效率，一举数得。道具方面，若怕自己太大力、失去重心，可以固定住桌椅或在上面放些重物，或者利用墙边做也比较适宜。人在办公室，当然要全心全意奉献一己专长，但长期整天地埋首在计算机桌、会议桌前，可能会让自己身体毫无警觉地朝"急冻人"趋势迈进。想要得到梦寐以求的退休金，应先确定自己的身体能熬得到退休晚会那一天！所以，每个小时运用几秒或几分钟的时间休息做做"Office瑜伽"，让自己的筋骨活动、思绪舒展，那光荣的退休勋章你一定可以等到！

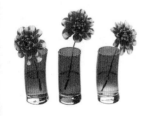

办公室瑜伽—
【站立印式】

India

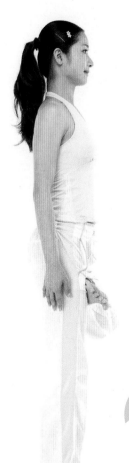

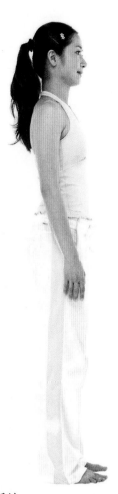

1 站姿，双腿膝盖脚跟并拢。

2 左脚盘放在右腿大腿近鼠蹊处。

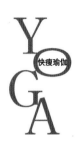

 3 双手上举。

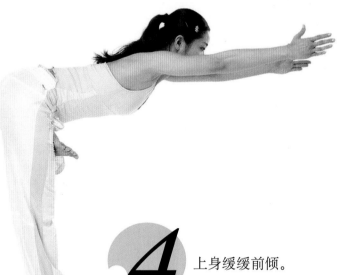 **4** 上身缓缓前倾。

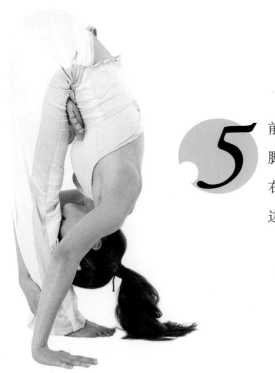

5 前弯直至手碰地，左手抱脚跟，腹部贴左脚，脸贴右腿，停留。换脚换手换边，重复动作。

Rebecca's

TIPS 站立盘腿、膝盖与身体前弯，考验着保持平衡的功力。上身无法贴紧下身的话，就只要前弯到自己做得到的程度，或是双手扶住桌椅也可。前弯的技巧是臀部往后翘，身体从鼠蹊处对折。彻底对折后，重心落在脚掌。停留时间视个人状况，无须勉强。请记住手在地板上要撑好，才不会闪腰。这个动作可以增强头部血液循环，促进下半身代谢，引导排除身体废弃物并且改善体质，延缓老化。找个空气流通的办公室一角，适当活络四肢，冷静头脑，才好接招！

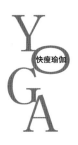

办公室瑜伽二
【颈肩手式】

Top On

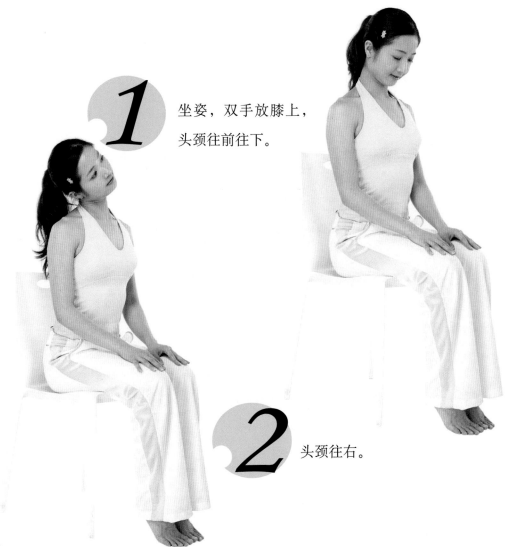

1 坐姿，双手放膝上，头颈往前往下。

2 头颈往右。

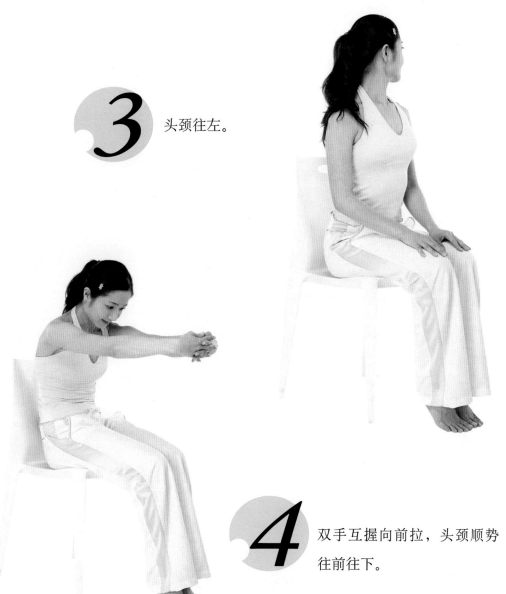

3 头颈往左。

4 双手互握向前拉，头颈顺势
往前往下。

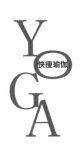

 5 双手背后互握拉直，挺胸，
头颈顺势往后往上。

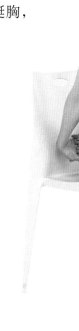

6 双手靠在椅背上，挺胸，
头颈顺势往后往上。

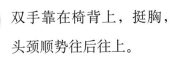

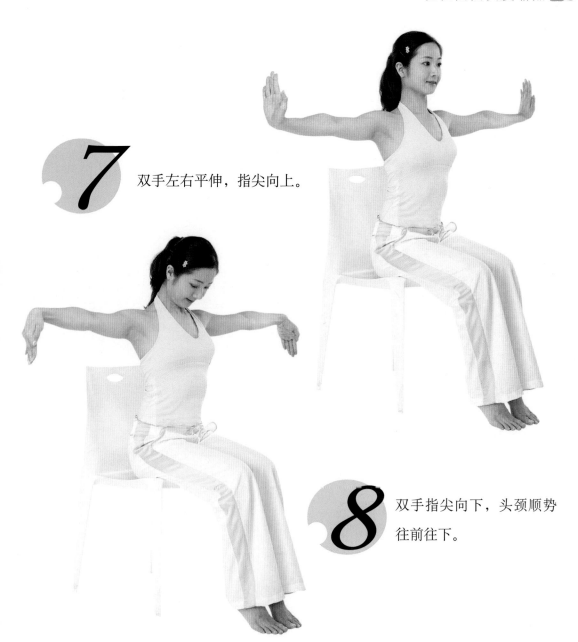

7 双手左右平伸，指尖向上。

8 双手指尖向下，头颈顺势往前往下。

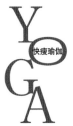

9 双手往后往上，挺胸，
头颈顺势往后往上。

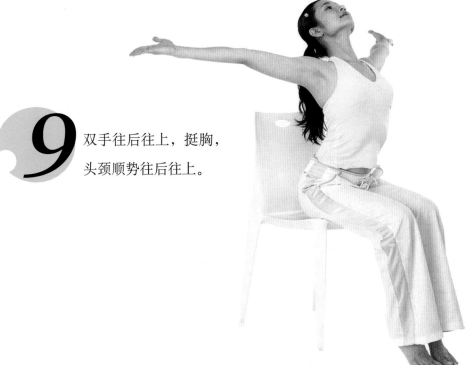

Rebecca's

TIPS 无论是坐着、站着、开会中、电话中或等电梯的时候，都可以做做这种简易的瑜伽伸展操，让紧绷多时的肩颈血管稍微活络畅通一下。要注意动作不要太大、太快、太猛，否则会弄伤长时间没机会活动的关节。

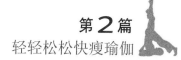

办公室瑜伽三
【活踝式】

Twirl

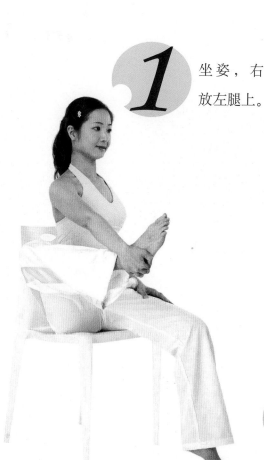

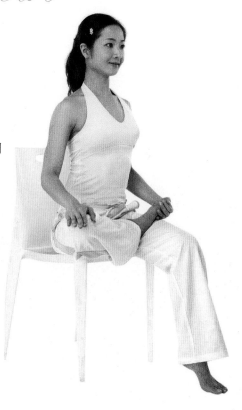

1 坐姿，右脚放左腿上。

2 右手提起右脚。

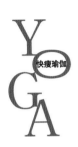

双手握住右脚踝，上下左右活动。换脚换边，重复动作。

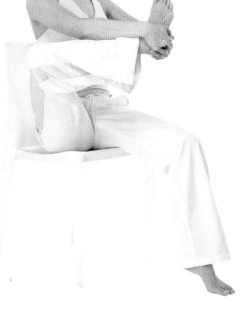

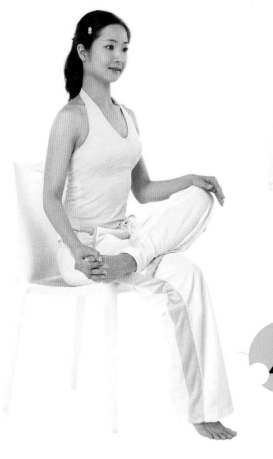

4 左脚放右腿上，右手转动左脚踝。

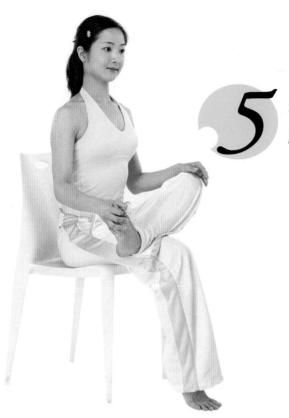

5 右手上下左右转动左脚踝。换脚换边，重复动作。

Rebecca's

TIPS 久坐办公室，最怕忘了动，适时松松关节、膝盖、脚踝，才不会导致骨质疏松。但屈膝的时候以及双手往前抱脚的瞬间，都要注意不要太急太快，否则会闪到腰、伤到脚筋，那就糗大了。

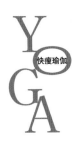

YOGA
快瘦瑜伽

办公室瑜伽四
【坐姿扭转式】

Twist

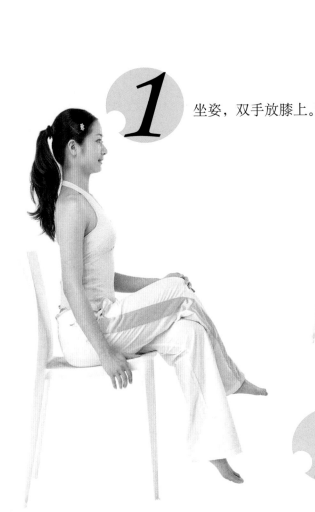

1 坐姿，双手放膝上。

2 右腿放在左腿上。

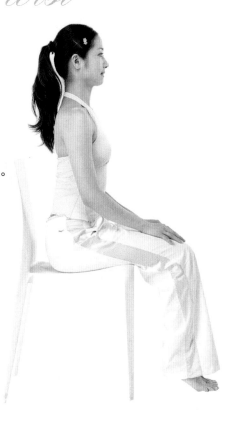

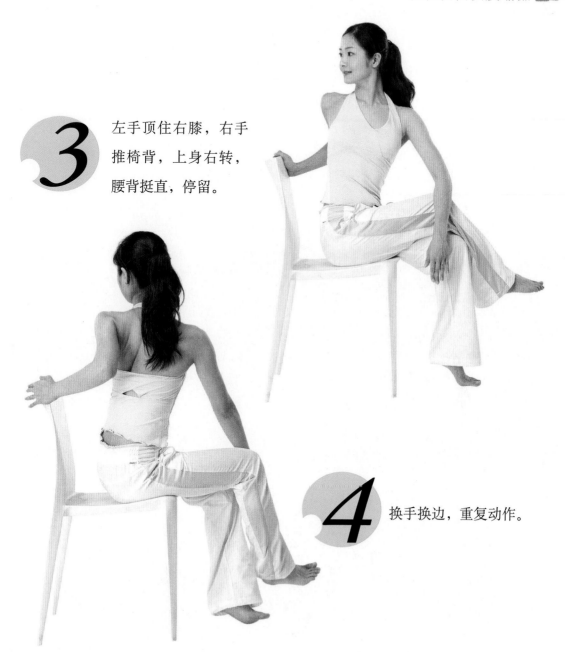

3 左手顶住右膝，右手推椅背，上身右转，腰背挺直，停留。

4 换手换边，重复动作。

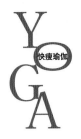

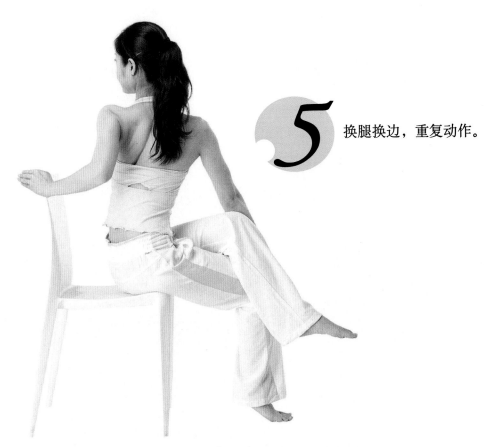

5 换腿换边，重复动作。

Rebecca's

TIPS 利用手推椅背的力量，转身向后以按摩身体背上肩胛穴道，还可顺便丰胸、细腰，真是"一肩二顾"、多多益善的动作啊！要注意臀部往前坐，上身才有空间往后转，此动作可使腰背挺直、身体拔高。在自己的座位上就能操作，随时"充电"，随时提起办公精神！

办公室瑜伽五
【侧拉腰式】

Stretch

坐姿，上身向左侧弯，
右手顺势往上拉直。

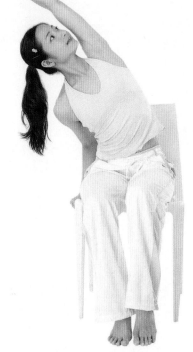

坐姿，上身向右侧弯，
左手顺势往上拉直。

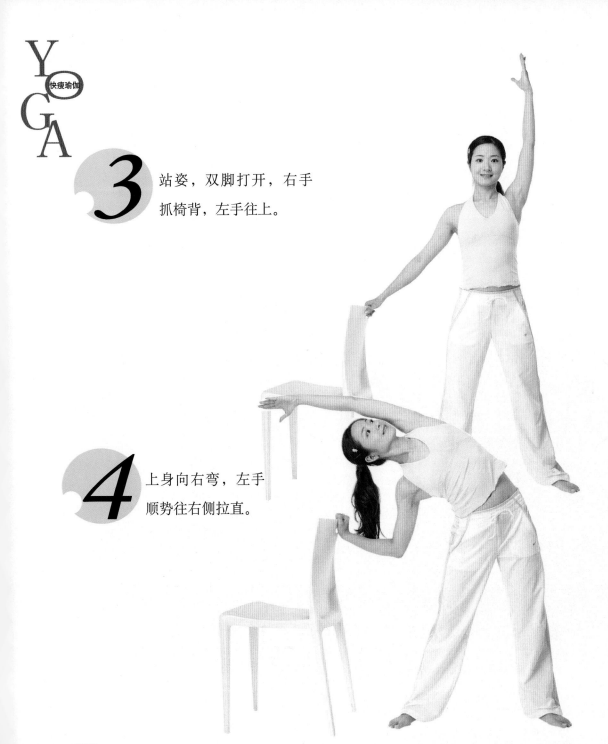

3 站姿，双脚打开，右手
抓椅背，左手往上。

4 上身向右弯，左手
顺势往右侧拉直。

5

双手抓住椅背，停留。换手换边，重复动作。

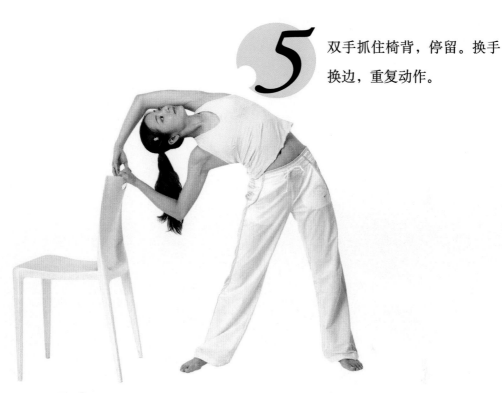

Rebecca's

TIPS 一手扶住椅背，一手往斜侧会比较好施力，也比较容易伸展到腰侧，锻炼腰力，同时能避免用力不当伤及腰身。臀部可以顺势往另一边拉出，利用反作用力让身体上的淋巴结体排毒顺畅。若往上延伸的手无法摸到椅背，则停留在空中或是做自己办得到的程度就好，依个人弹性而定，无须勉强自己一定要做到多么侧弯的程度。注意上身不要往前趴，是拉侧边的腰，不是拉背哦！今天的协调工作碰到钉子了吗？起身练习办公室瑜伽，加强身体柔软度就对了！

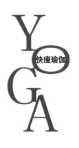

办公室瑜伽六
【前抬式】

Lift

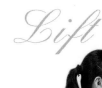

 坐姿，双手放椅边。

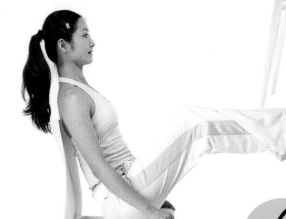

2 双脚抬起。

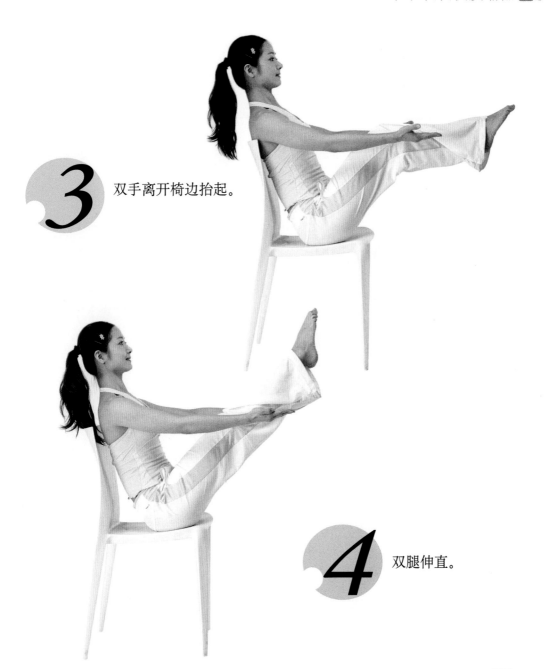

3 双手离开椅边抬起。

4 双腿伸直。

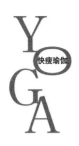
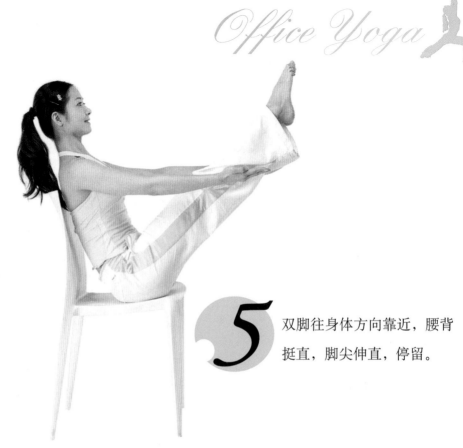

5 双脚往身体方向靠近，腰背挺直，脚尖伸直，停留。

Rebecca's

TIPS 若是双脚一伸直就会拱背的话，就做到双腿屈膝平衡即可。一般说来，因为后面有椅背可靠，只要运用肩膀放松、腹部使力、大腿用力的技巧，就可以顺利地让双腿伸直，并且可以停留几次呼吸后再放下。如果可以，上身离开椅背，可锻炼腹部，预防骨盆前倾。如果腰背会下陷，则靠着椅背或手扶椅边，先练基本的腿、腹力。双腿有力，可以减少膝盖受压，延缓膝关节退化，让你上台作工作报告时，更能中气十足、元气充沛。

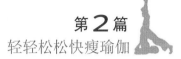

办公室瑜伽七
【后抬式】

Lift

1 站姿，双手扶住椅背，左脚后退一步。

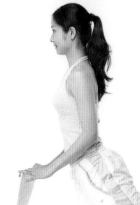

2 左脚抬起。

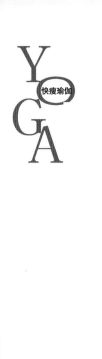

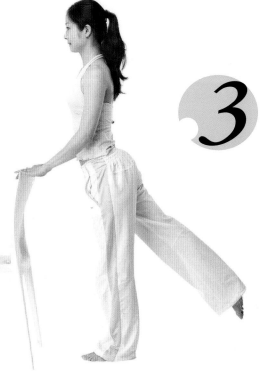

3 换脚换边，重复动作。

4 离开椅子约两步距离，双手上举，单腿抬起。

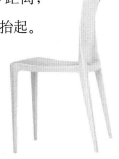

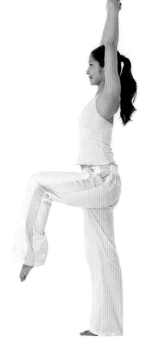

上身前弯，双手扶住椅背，单腿平衡，离地的
脚脚背压平，停留。换脚换边，重复动作。

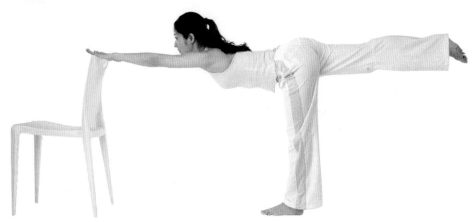

Rebecca's

TIPS 这个姿势分两个部分锻炼臀部、腿肌与腹肌。前面三
个动作，往后挪动的腿不用举太高，感觉臀部后面与
大腿前后侧受力即可，此动作有助于雕塑下半身的曲线。后面两个动
作宜稍微离开椅背，测量约有自己双手伸直后一个上身的距离，手扶
椅背以练习T字平衡。注意别把重心全部放在扶椅背的双手上，才能
锻炼到腹部与大腿部肌肉。脚尖伸直，可以帮助腿往上举高且平衡身
体。快瘦瑜伽的平衡动作有助于返老还童，加强身体机能，并能提升
专注力与工作效率。

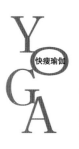

快瘦瑜伽

办公室瑜伽八
【交叉侧弯式】

Stretch

 站姿，双脚交叉站立。

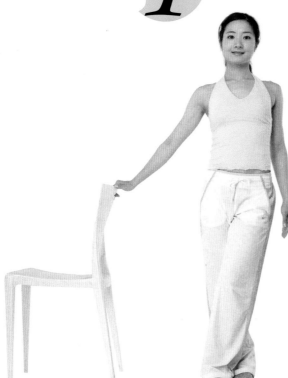

 右手扶椅背。

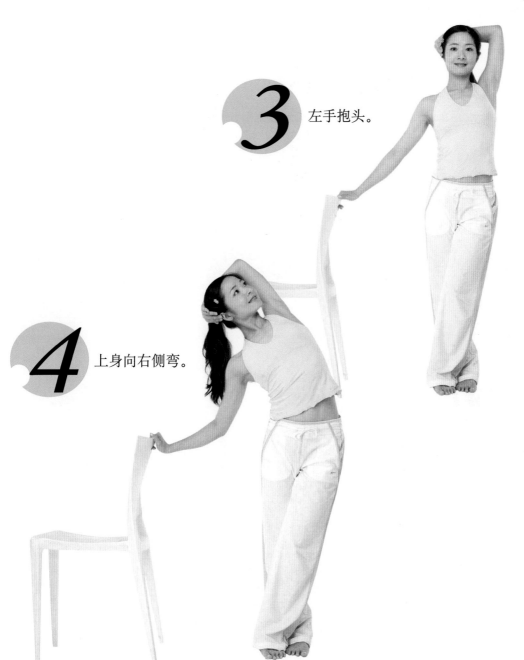

3 左手抱头。

4 上身向右侧弯。

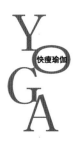

Office Yoga

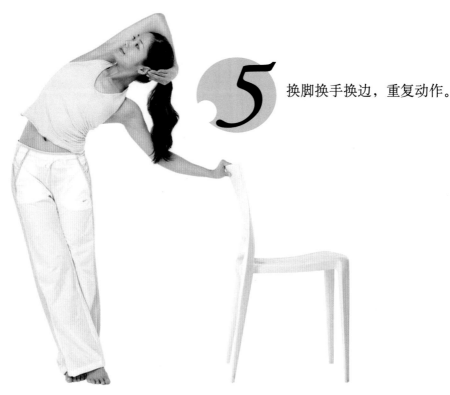

5 换脚换手换边，重复动作。

Rebecca's

TIPS 这个动作灵活性很高，办公椅或会议桌旁都可做。双腿交叉后往单边侧弯，可以收服大腿两旁碍眼的赘肉，手护头颈则可以伸展腋下。有了椅子协助，就算是腰力不是太好的人，也可以轻松舒展到肋侧部位哦！当工作搞不定或情绪不佳的时候，起身伸伸臂膀，做点快瘦瑜伽，再重新伏案，会发现集中精神一点儿都不难！

办公室瑜伽九
【直立压手式】

Press

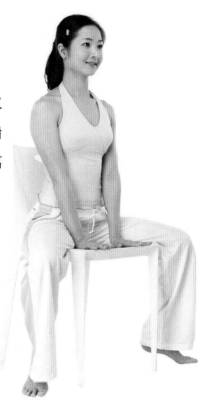

1 坐姿，双腿打开，双手手掌压椅面，手指向外，双手手掌不离椅面。

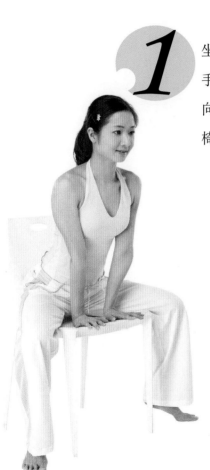

2 上身微微前倾，双手手掌不离椅面。

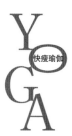

臀部微微离开椅面，停留，再坐
回椅面，双手手掌不离椅面。

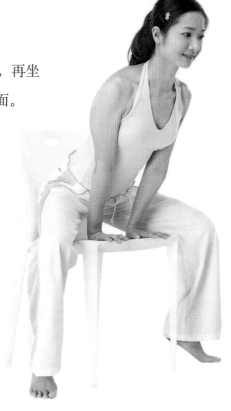

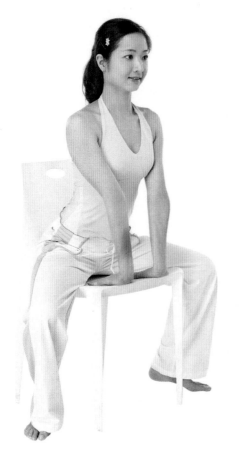

双手手掌反掌压椅面，手
指朝向自己，双手手掌不
离椅面。

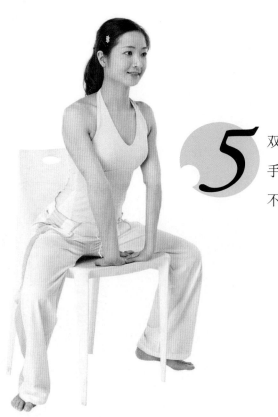

5 双手交握后反掌压椅面，手指朝向自己，双手手掌不离椅面。

Rebecca's **TIPS** 如果双手互握再反掌压手会感觉到疼痛不适的话，就只要做到双手往后反掌压手就好。这个动作与上班族平日使用计算机双手方向的惯性相反，因此正好可以活络手腕手指，并且可以按摩到拇指虎口与肌腱的部位。避免计算机手、肌腱炎等疾病。除了以上网、聊天来舒缓工作压力外，不妨试试快瘦瑜伽手部运动，实时舒缓手肩负担，更可增强抗压性哦！

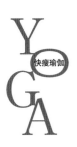

办公室瑜伽十
【舒压松肩式】

Shoulder

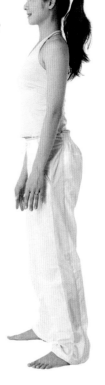

站姿，双脚打开。

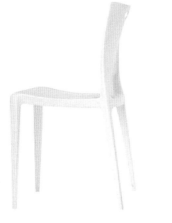

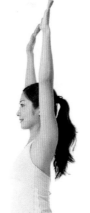

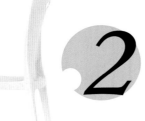

双手举高。

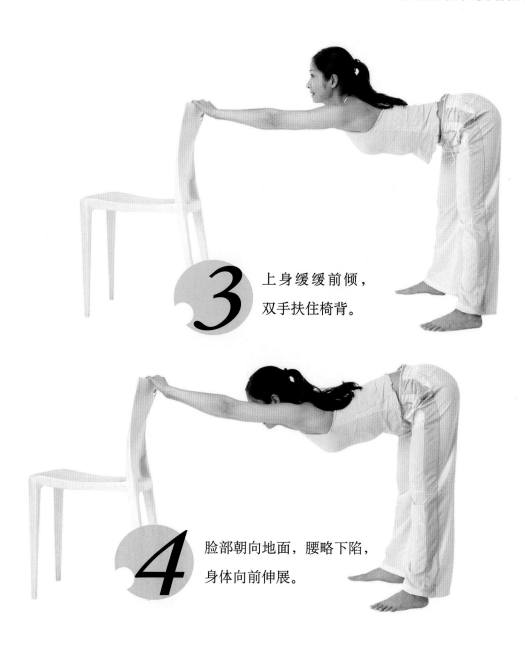

3 上身缓缓前倾，双手扶住椅背。

4 脸部朝向地面，腰略下陷，身体向前伸展。

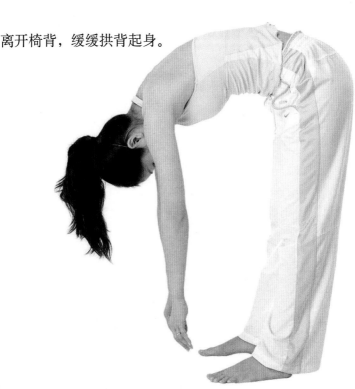

5 离开椅背，缓缓拱背起身。

Rebecca's

TIPS 前弯之后，拱背上来，双手不用力，要让腰身慢慢起来，这可以帮助肩颈放松，舒缓肌肉。手扶椅背，双腿打开，臀部后翘、腰部下陷的动作，可以伸展四肢，并且缓解腰部与臀腿的压力，让工作的疲倦可以实时消除。冗长的会议中或会议前后，找个角落做做快瘦瑜伽，伸伸腿、转转腰，"摩拳擦掌"才好迎接下一个挑战。

办公室瑜伽十一
【圆臀式】

Hips

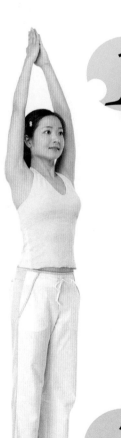

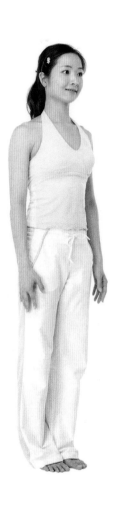

1 站姿，双腿膝盖脚跟并拢。

2 双手举高。

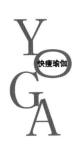

3 双腿缓缓下蹲。

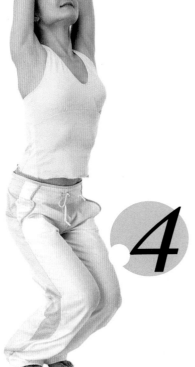

4 再下蹲，蹲至双脚大腿用力处。

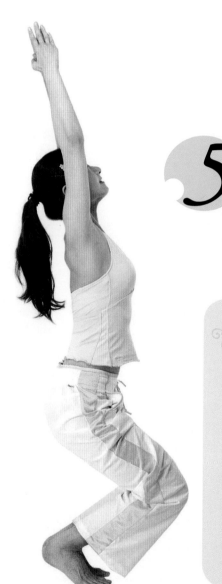

5 脚尖踮高，停留。

Rebecca's

TIPS 臀部收紧后再往下蹲，停留一下，才能磨炼臀腿肌耐力，在吐气吸气的同时，也是一种很好的心肺练习。双眼直视上方，脖子无须往后仰，若颈椎有问题，双眼看着前方也可以。踮起脚尖双腿就撑不住者，双脚踩住地板，双膝紧靠，臀部下压，一样有效果。久坐办公室，脊椎易耗损，起身练练快瘦瑜伽，修身养性，延年益寿，不假外求！

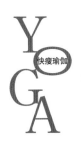

YOGA
快瘦瑜伽

办公室瑜伽十二
【舒眼式】

Eyes

1 双手搓热。

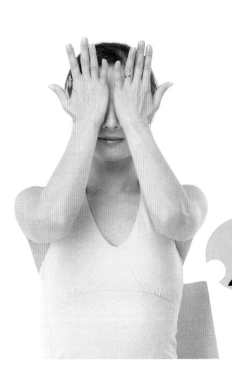

2 双眼闭上，双手掌心
轻轻温热眼部四周。

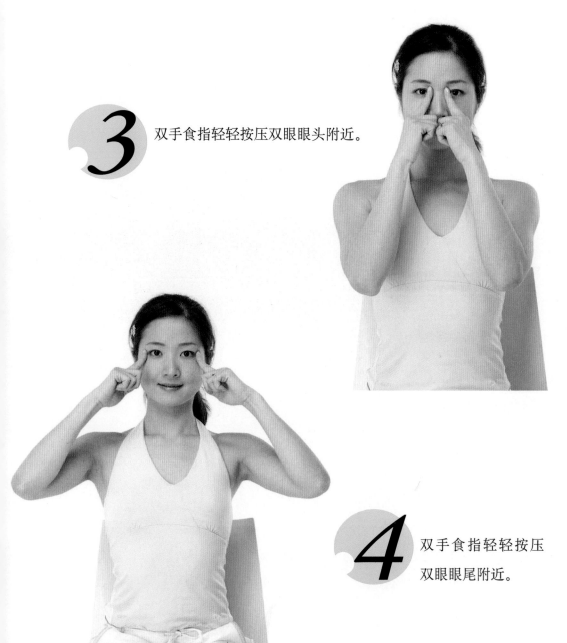

3 双手食指轻轻按压双眼眼头附近。

4 双手食指轻轻按压
双眼眼尾附近。

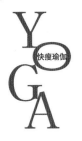

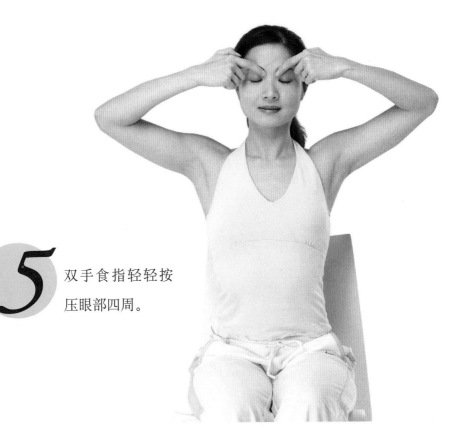

5 双手食指轻轻按压眼部四周。

Rebecca's

TIPS 眼睛周围有许多穴点，经常按摩眼部四周，可以明亮双眸，也可避免黑眼圈与眼袋的形成。不过请注意，眼睛是属于很娇弱的感官，请对眼部周围的肌肉组织轻轻拍打或是温柔的按压！眼睛亮起来，办公室文化"观感"大不相同，好机会才不会溜走！

办公室瑜伽十三
【畅鼻式】

Nose

 双手搓热。

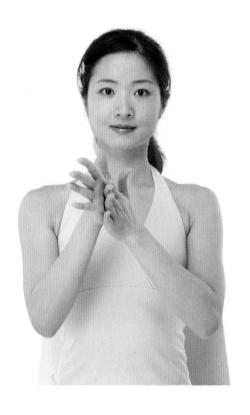

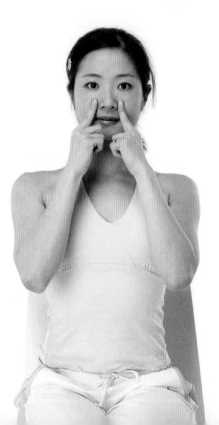

 双手食指轻轻按压鼻头两侧。

129

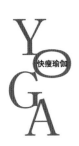

 双手食指轻轻按压两侧颧骨。

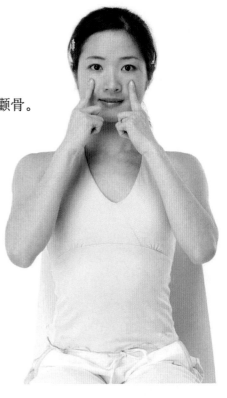

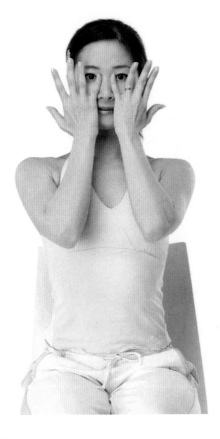

 双手打开，双手小指沿着
鼻梁两侧轻轻上下按压。

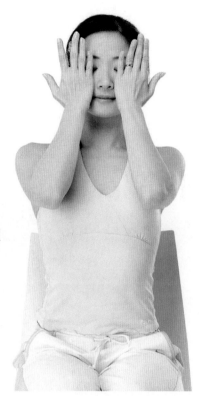

5 双眼闭上，双手轻轻按压
眼鼻之间的肌肉。

Rebecca's

TIPS 　鼻子周围也有许多穴位，经常按摩鼻子四周，可以使呼
吸更顺畅，同时美容养颜。不过请注意，鼻子一样是属
于很敏感的器官，请对鼻子周围的肌肉组织轻轻拍打或是温柔地按压！
脸部有许多穴位，适时按压，不仅养颜美容，还可沉淀思绪，乐在其
中！

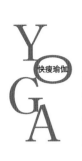

办公室瑜伽十四
【醒脑式】

Brain

1 双手拇指轻轻按压太阳穴。

2 微微低头，双手手指轻敲头部。

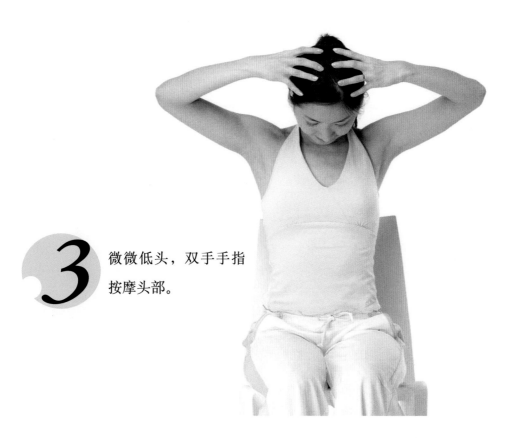

3 微微低头，双手手指按摩头部。

Rebecca's

TIPS 每个工作都难免会出现令人头疼的状况，问题可大可小，视当事人的处理方式。工作压力一来，容易使脑神经衰弱，适时地按摩头皮，敲打头部，有助于头部血液畅流、神经传导，也可以提神醒脑、改善失眠、舒缓情绪。回归稳定瑜伽意境，好情绪就会有好效率！

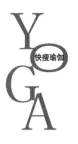

办公室瑜伽十五
【活颈式】

Neck

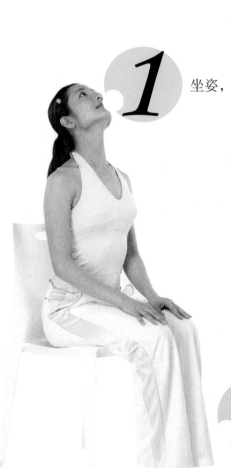

1 坐姿，双手放膝上。

2 头往后仰。

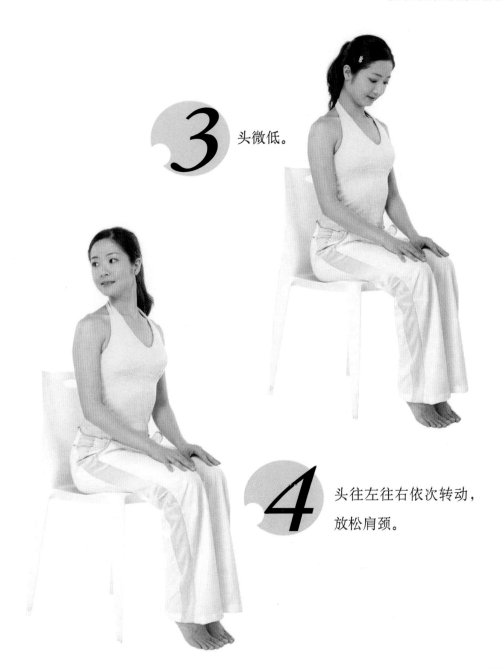

3 头微低。

4 头往左往右依次转动，
放松肩颈。

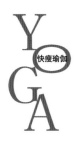

 头偏左偏右，伸展肩颈。

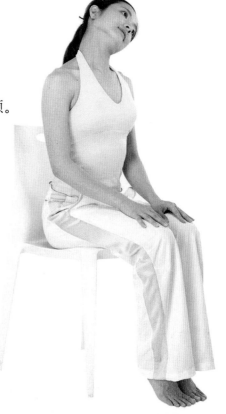

Rebecca's

TIPS 肩颈僵硬的时候，让头颈以"十"字或是"米"字做上下、前后、左右运动，可以使颈椎有弹性，并且活化柔软颈椎。但是颈椎上有着非常复杂的神经网络分布，颈椎运动要特别小心谨慎，宜缓慢轻轻地活动，千万不要过度用力或是轻率拉扯，以免造成不当压迫。工作上的身心压力容易堆积在颈椎到肩胛等部位，适时练习快瘦瑜伽，促使筋络伸展、疏导，才不会过度疲劳。

办公室瑜伽十六
【固肩式】

Shoulder

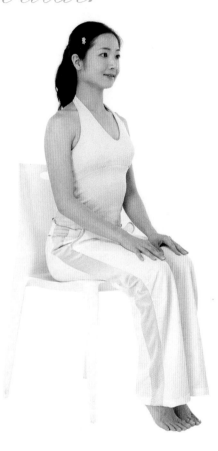

1 坐姿，双手放膝上。

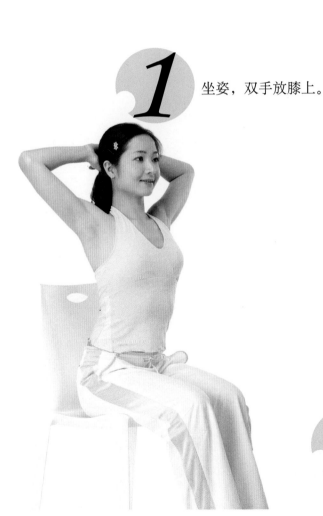

2 双手交叉放头后。

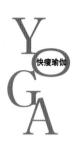

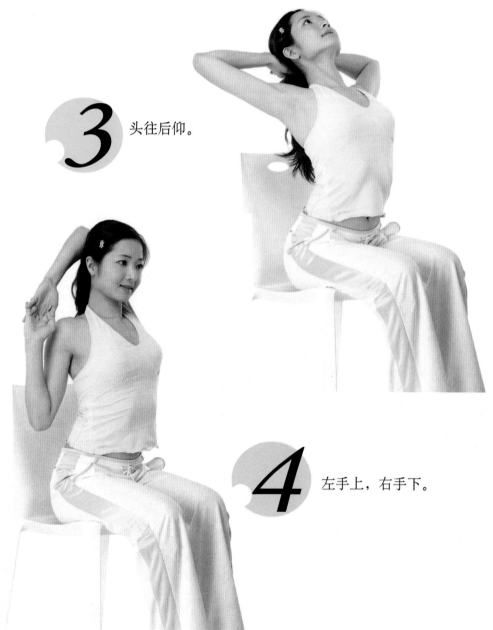

3 头往后仰。

4 左手上，右手下。

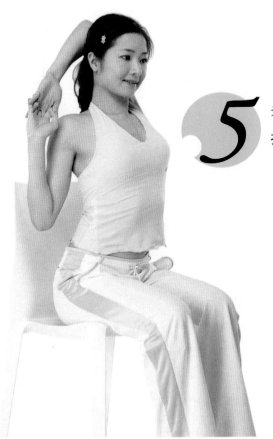

5 头顶住左手臂，停留。
换手换边，重复动作。

Rebecca's

TIPS 双手若是无法在背后拉住，请以拉住小毛巾代替。也可以双手在背后互拉，能做到双手背后互拉者，在下面的手肘，可以往后动一动，在上面的手肘，可以往下动一动，这样会让人有更进一步伸展的感觉。实时即席练练快瘦瑜伽，禅定思远，办公室中再磨人的大事小情也折磨不了你的情绪。

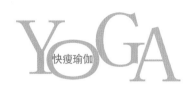

YOGA
快瘦瑜伽

第五章 主妇瑜伽

Slim Yoga

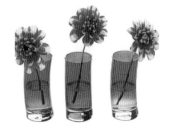

　　"主妇瑜伽"也称作"纤体瑜伽",因为这些强调下半身的训练动作,除了可以用来舒缓主妇妈妈们在操持家务时所累积出来的疲惫劳累,还可以排毒、瘦身、兼具雕塑玲珑有致的曲线。让你在心爱的家人面前,无论是在厨房或是在卧室,永远神采奕奕、亮丽自信。家事做累了、做烦了,放点音乐,轻松一下,顺便做做"Slim Yoga",让"厨娘"也可以是美女的代名词,让"妈妈"也可以是性感女神,而"太太"也可以是青春天使!

主妇瑜伽一 【仰天式】

Upward

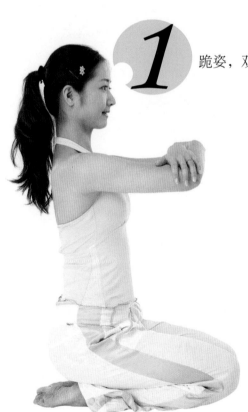

1 跪姿，双手放膝上。

2 双手互握手肘。

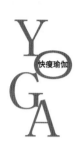

 双肘举高。

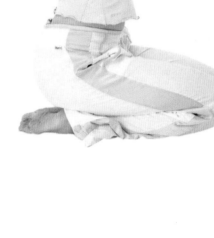

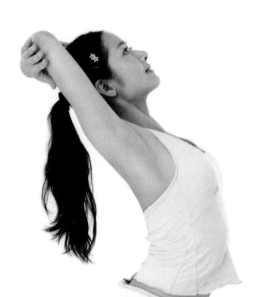

 脸缓缓朝上抬。

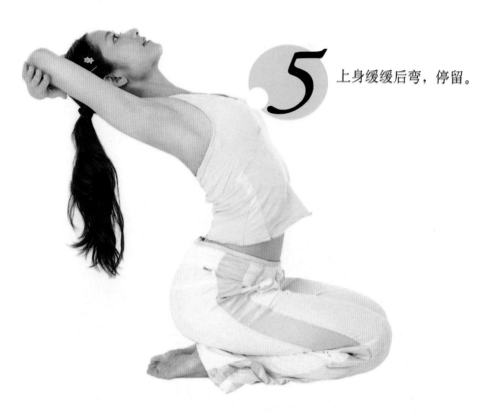

5 上身缓缓后弯，停留。

Rebecca's

TIPS 这个动作可以雕塑臀形，消除"蝴蝶袖"赘肉，并且柔软骨盆。腰部腹部肌肉较无力的话，无须做到头脸朝天花板的程度，只要做到自己能力内的角度即可。头靠在手臂上，颈椎不要往后折压，大腿与腹部用力，慢慢往仰天朝上的方向练习即可。家庭中柴米油盐琐事一大串，如实时静心，练习快瘦瑜伽，不仅缓解紧张情绪，也可找回忙中有序的自己。

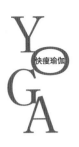

快瘦瑜伽

主妇瑜伽二
【直腿式】

Feet

1 站姿，左脚靠放在椅背上。

2 双手举高。

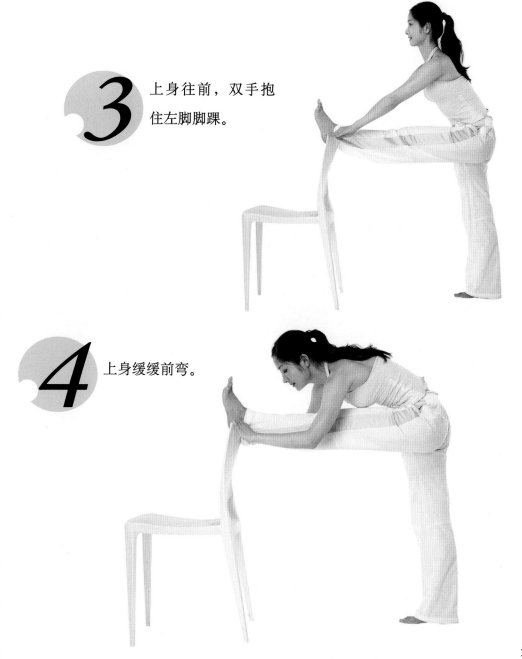

3 上身往前，双手抱
住左脚脚踝。

4 上身缓缓前弯。

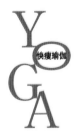
5 上身前弯到底，腹部碰大腿，脸碰小腿，停留。换脚换边，重复动作。

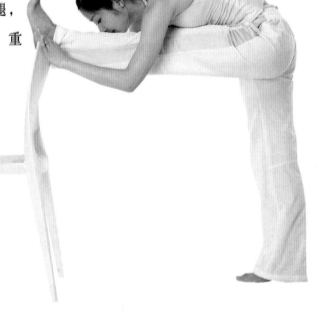

Rebecca's

TIPS 跨在椅背上的脚，当脚尖勾起时，会伸展到后脚筋。如做不到脚尖勾起，脚背伸直也没关系。重要的是要腹部先能贴到大腿，脸才能去碰小腿，为了脸贴小腿而造成前弯拱背的姿势就不正确了。腹部贴不到大腿者，利用吸气停留、吐气下弯的方式，循序渐进地慢慢练习即可。勤练快瘦瑜伽使你内心平静，遇到家居生活的不如意，才不容易生气。

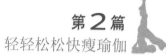

主妇瑜伽三
【三角拉腰式】

Waist

1 站姿，双脚打开，上身前弯，双手抓双脚。

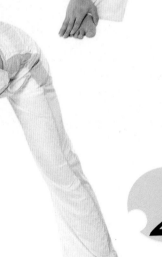

2 上身往右脚贴靠，左手前，右手后，双手前后抓住右脚。

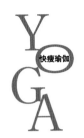

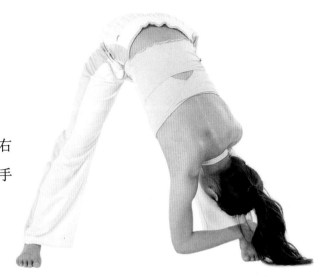

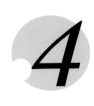 上身往左脚贴靠，右手前，左手后，双手前后抓住左脚。

4 左手抓住右脚踝，右手往上往后打开，上身往两脚中间靠近，停留。

5 右手抓住左脚踝，左手往上往后打开，上身往两脚中间靠近，停留。

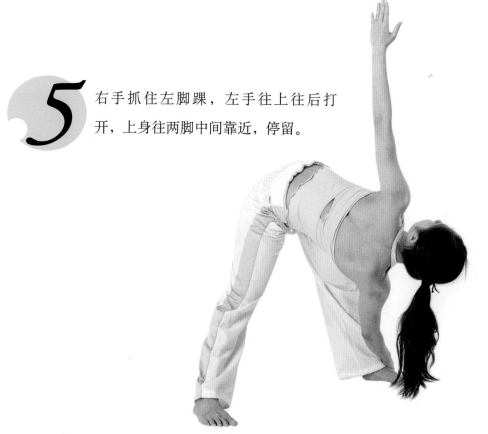

Rebecca's

TIPS 身体要往两脚中间方向靠近，一手在下撑住，一手在上往后伸，带动身体往后往上张开，才能感觉到身体的伸展。在下面的手要撑好，上身也不要太往单脚方向靠近，否则身体会容易打不开、翻不过去。臀部尽量保持在正中间，避免左右偏斜晃动。这个动作可以塑造腰部线条，将直线变曲线，大门不出、二门不迈的"宅女"们可一定要在家试一试。

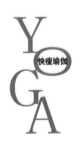

主妇瑜伽四
【缩腹式】

Belly

躺姿，双脚脚跟并拢。

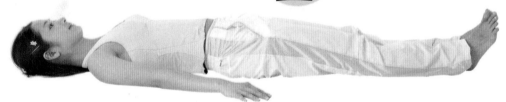

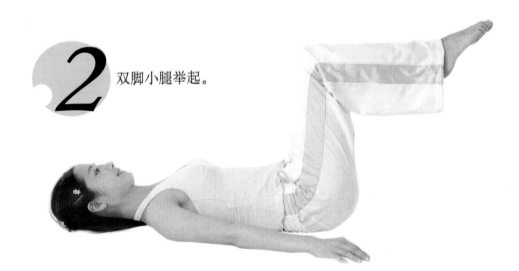

双脚小腿举起。

3 双手抱头。

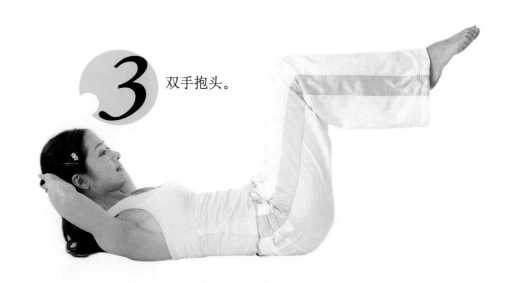

4 腹部用力，上身往右，
左手肘碰右腿膝盖。

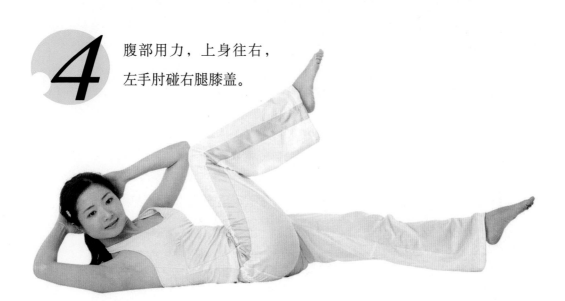

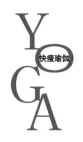

5 腹部用力，上身往左，右手肘碰左腿膝盖。
左右交换，重复动作。

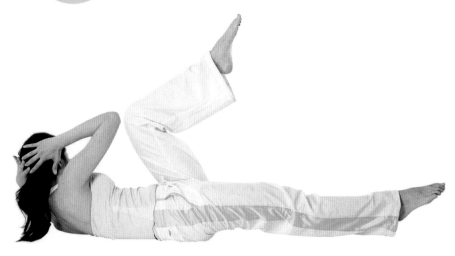

Rebecca's TIPS 这是改良式的仰卧起坐，兼顾腹部与腿部的训练。手肘尽量要去碰到膝盖，上身尽量能够离开地板多一点，一次最好能持续多做几下，才能达到燃烧脂肪的最佳效果。主妇们想要改善"小腹便便"的形象，多做"缩腹式"准没错！

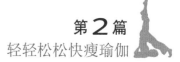

主妇瑜伽五
【缩臀式】

Hips

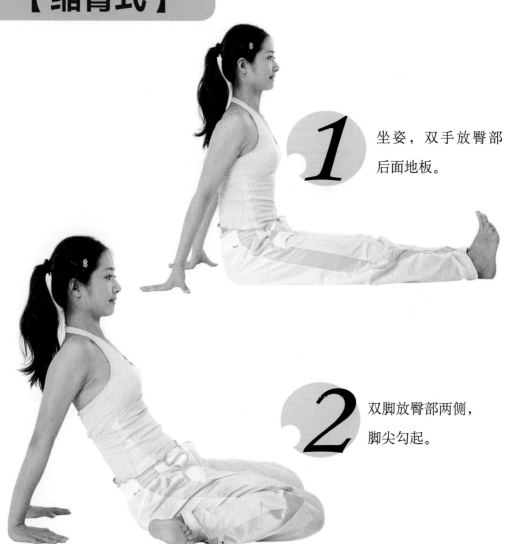

1 坐姿，双手放臀部后面地板。

2 双脚放臀部两侧，脚尖勾起。

153

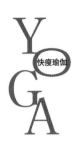

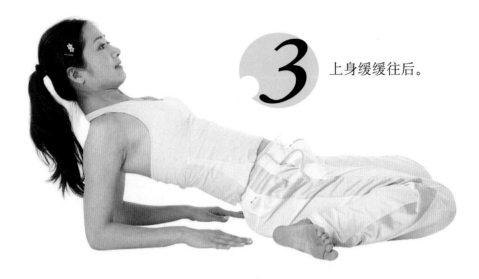

3 上身缓缓往后。

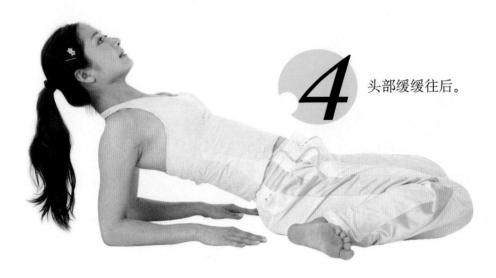

4 头部缓缓往后。

5 上身平躺在地上，膝盖并拢，停留。

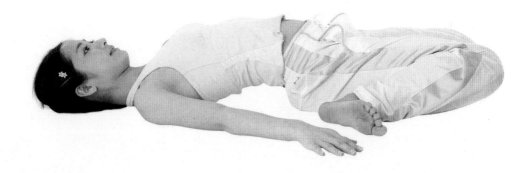

Rebecca's
TIPS 这个动作难在脚尖勾起，膝盖还要靠紧，若做不到的话，膝盖稍微打开也没关系。臀部要坐满地板，肩膀不要用力。"缩臀式"可以有效雕塑臀形，并且训练膝关节弹性。但凡事不要太勉强，尽个人能力即可，若做不来的话，不用一次停留太久。当做完家事很累的时候，这可是一个塑身兼养身的休憩好体姿！

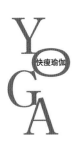

YOGA
快瘦瑜伽

主妇瑜伽六
【单脚式】

Balance

1 站姿，左手拉住左脚。

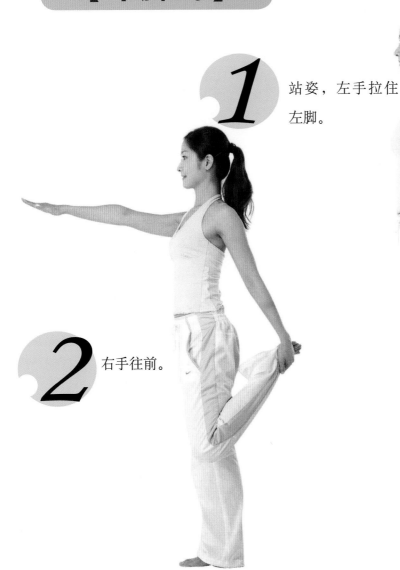

2 右手往前。

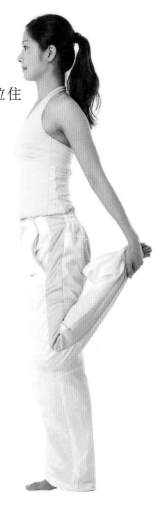

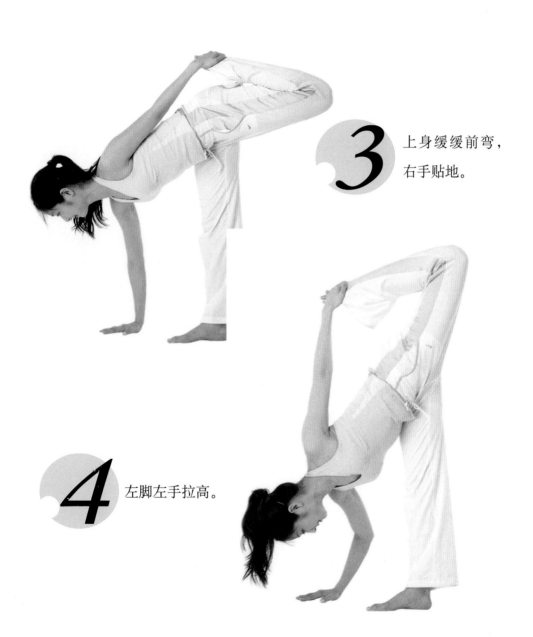

3 上身缓缓前弯，
右手贴地。

4 左脚左手拉高。

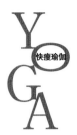
5 右手伸直，上身面向左侧，左脚抬高，左手伸直，停留。换脚换手换边，重复动作。

Rebecca's

TIPS 这是一个全身性的训练。脚往上抬高，可以按摩肩胛，并且强化手部、腿部肌肉，修塑手、足曲线。因为动作有平衡的作用，所以腹部核心肌群也能稳定。重心在手脚与腹部肌群，脚用力抬高的同时，也有调整骨盆的效果。刚开始练习的时候，先练习平衡感即可，脚不用太勉强去抬高，等练习几次后，自会抓到身体的窍门。臀腿曲线不走样，"俏（翘）佳人"穿什么衣服都漂亮！当自觉不完美的时候，不要坐以待毙，练练快瘦瑜伽量身订做全新的自己！

主妇瑜伽七
【坐骨式】

Thighs

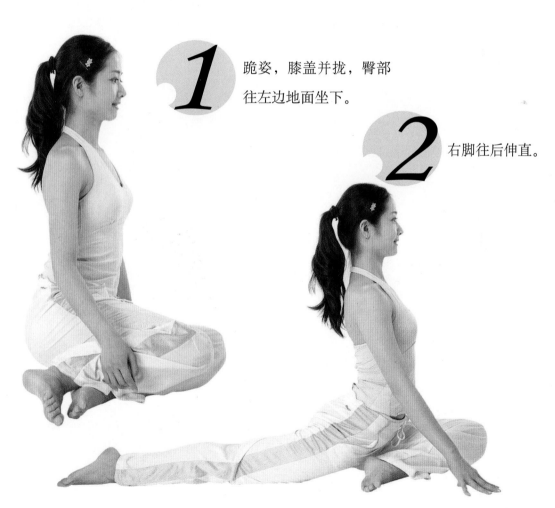

1 跪姿，膝盖并拢，臀部往左边地面坐下。

2 右脚往后伸直。

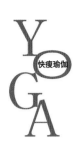
3 右腿拉开，左脚大小腿成九十度。

4 双手往前碰前面地板。

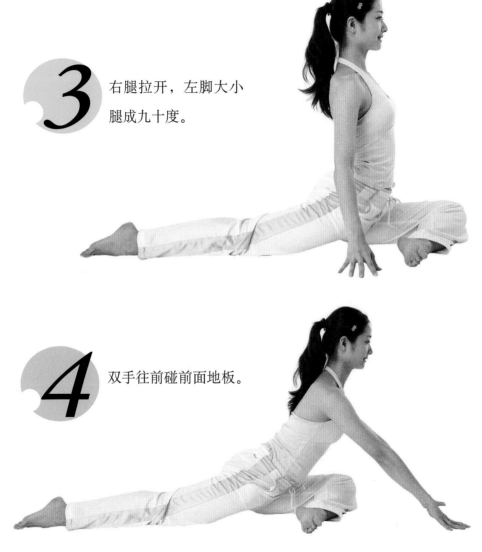

上身往前趴下，平贴地面，停留。
换脚换边，重复动作。

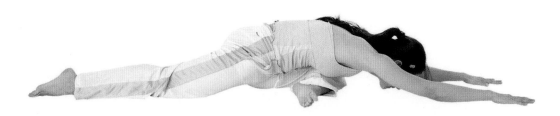

Rebecca's

TIPS 这个动作可以强化骨盆弹性，缓解坐骨不适症状。若臀部坐满地板时，大小腿无法成九十度的话，可以先以臀部坐满地板为主，腿部再慢慢调整练习。上身前趴在地上时，注意肩膀要放松，才能好好利用地心引力按摩到坐骨部位。心情不好时，练习快瘦瑜伽学着修身养性！

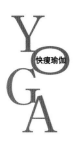

YOGA 快瘦瑜伽

主妇瑜伽八
【丰胸式】

Breast

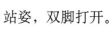

1 站姿，双脚打开。

2 双膝缓缓弯曲并拢。

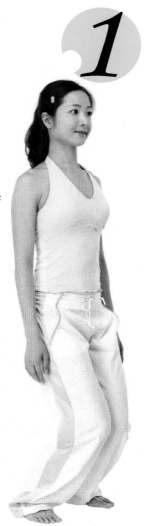

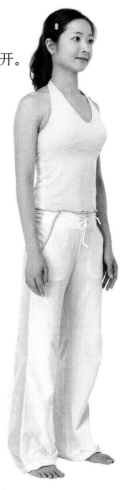

162

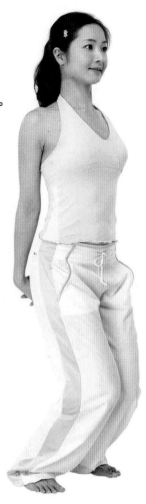

3 双手在背后互握。

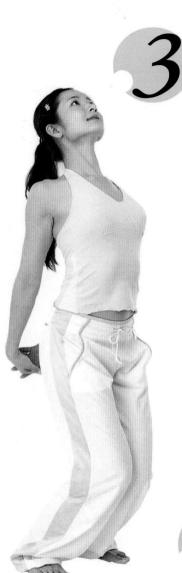

4 脸缓缓朝上抬。

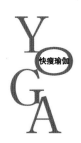

5 双手在背后互握用力
下拉，停留。

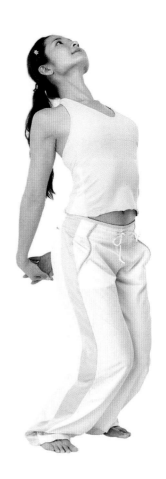

Rebecca's

TIPS 头脸往上朝天花板做两次动作，是为了让背后互握的
双手能更往下拉，故而按摩肩胛消除疲惫。如颈椎不
舒服，头脸也可朝前。肚子收好，双手互握掌心在背后要尽量互相贴
紧。若是双手掌心不贴紧，形成空掌下拉，则不须太用力往下拉扯，避
免拉伤手腕肌肉。把握住缩腹、夹臀、挺胸等重点，即达到了练习的功
效。胸大、腰小、屁股翘这种黄金比例，正是快瘦瑜伽训练的终极目
的！请多用点儿心，再试一下！

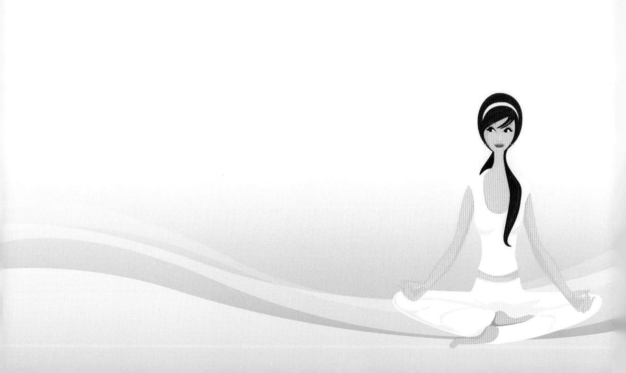

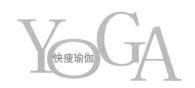

YOGA
快瘦瑜伽

第六章 假日瑜伽

Holiday Yoga

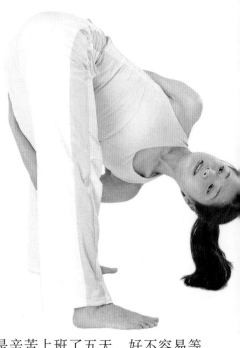

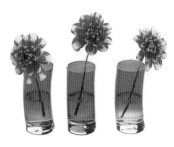

❝假日瑜伽"就是辛苦上班了五天,好不容易等
到了假日,当然要好好慰劳自己一下!这些动
作都取自人类感觉最舒服自在的姿势,也都具有消除疲
劳、按摩身体的效果,非常适合在慵懒的假期中,舒
解一下压抑许久的身心灵,让烦恼跑出去,让快乐溜
进来!当独处或是与家人相处的时候,来点儿"假日瑜
伽",可以改善身体的僵硬感、促进血液循环、活络
脊椎神经、促进消化排泄……让自己神清气爽、精神百
倍,再次工作的时候就又生龙活虎了!

假日瑜伽一
【桥式】

Bridge

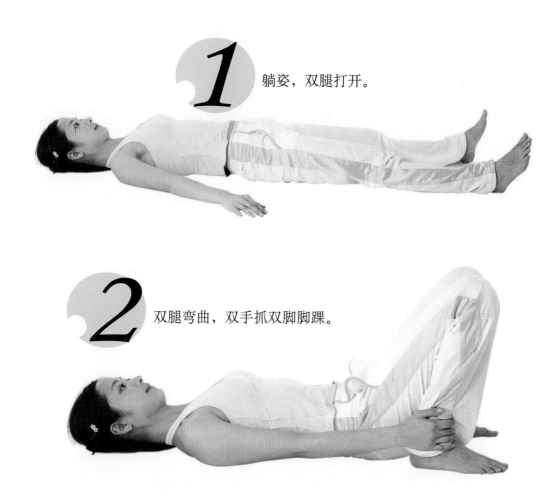

1 躺姿，双腿打开。

2 双腿弯曲，双手抓双脚脚踝。

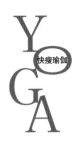

3 臀部离开地面。

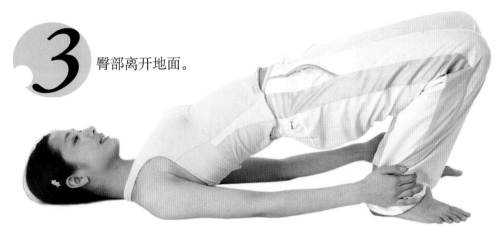

4 臀部与地面平行，
大小腿呈九十度。

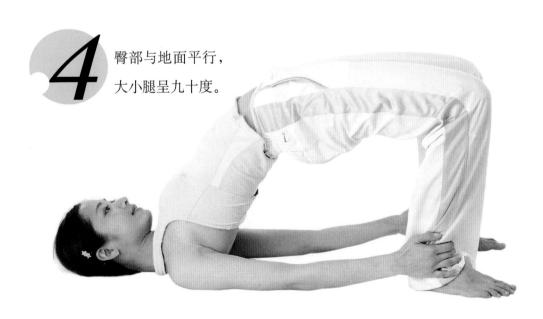

5 双脚脚尖踮起，停留。

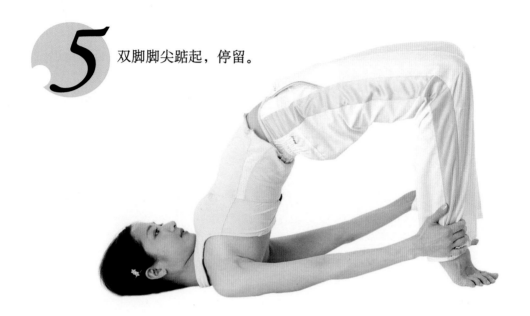

Rebecca's

TIPS 臀部尽量往上推高，胸部自然会贴近下巴，能感觉到
刺激按摩肩胛的力道，同时夹紧臀部，可避免臀部下
垂变形。如脚尖踮不起来，双脚踩满地板也没关系。只要记得夹臀、收
下巴、大腿用力、臀部推高等动作要领，做几个呼吸后，当放下身来就
有达到促进血液循环与松懈肌肉的效果。假日睡觉睡到自然醒，在床上
练习快瘦瑜伽舒活四肢，迎接一个最有氧的假期。

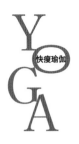

假日瑜伽二
【拔瓦斯式】

Curl

1 躺姿，双腿打开。

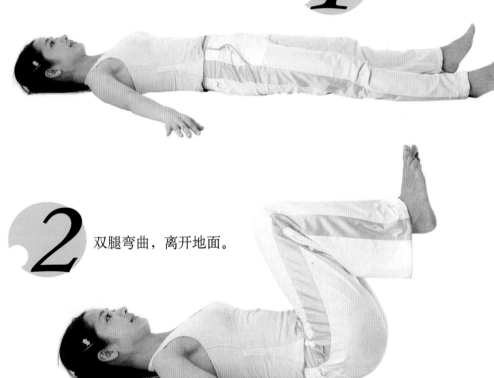

2 双腿弯曲，离开地面。

3 双臂在胸前交叉。

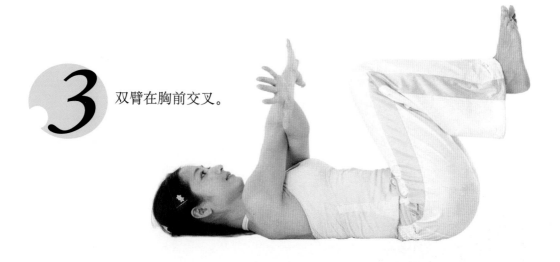

4 头部缓缓离地。

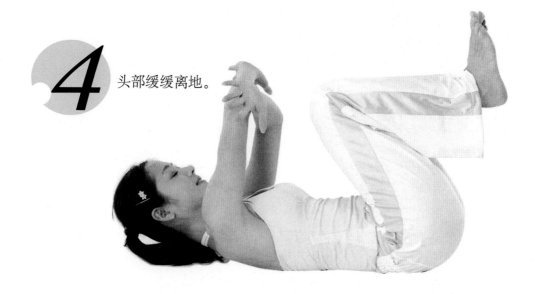

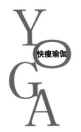
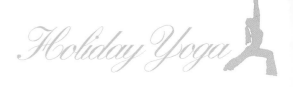

5 头颈肩部离地，双手交叉
扣住双脚脚底，停留。

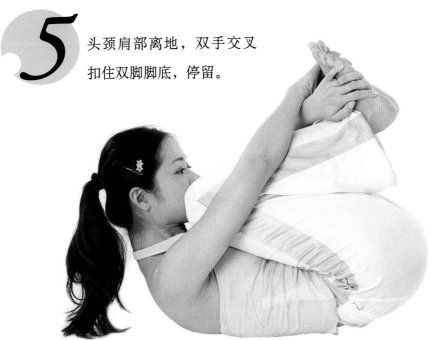

Rebecca's

TIPS 这个动作很舒服轻松，基本上是采自人类在妈妈肚子
中的雏形，所以它能有效地舒缓肌肉与放松神经的紧
绷状态。整个人缩成球状，感受回到母亲子宫中的闲适与安逸，烦闷忧
愁就会一扫而空了！母体的子宫是生命最初的"家"，放慢呼吸，聆听
自己，感受假日新体验。

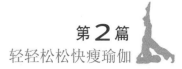

假日瑜伽三
【夹腿式】

Feet

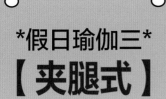

1 躺姿，双脚脚跟并拢。

2 右脚迭上左脚前两个脚趾中间。

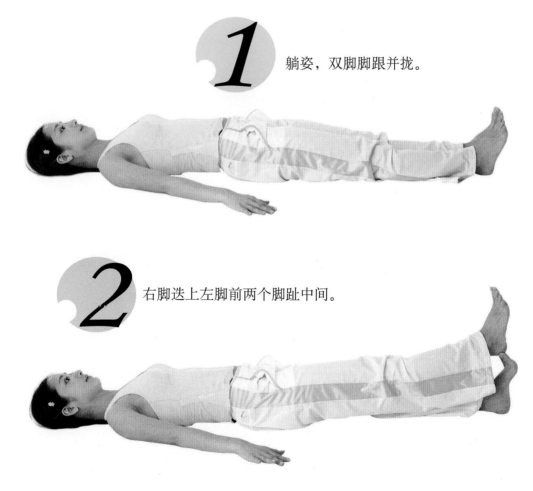

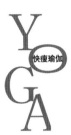

YOGA 快瘦瑜伽

3 左脚夹住右脚，双脚缓
缓上举。

4 双脚举至与地面
呈四十五度。

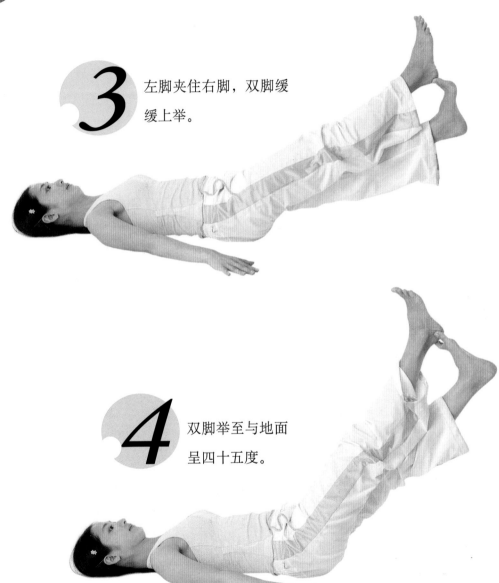

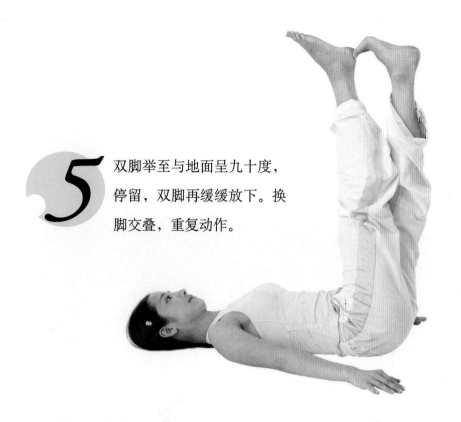

5 双脚举至与地面呈九十度，停留，双脚再缓缓放下。换脚交叠，重复动作。

Rebecca's

TIPS 这个动作只要每个角度停留几个呼吸，就能很有效地消除肚子与臀部赘肉，达到瘦身、塑身的效果。"夹腿式"还可以收缩骨盆，避免臀部外扩。双脚与地板呈"九十度"时，原则上是属于休息时间，真的要训练腿肌，要在其他角度上多停留一点儿时间才有效果喔！快乐周末，全家一起来，躺在地板玩玩快瘦瑜伽地板游戏，消脂健身也可以很有趣！

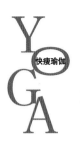

YOGA
快瘦瑜伽

假日瑜伽四
【猫抬脚式】

Lift

猫姿预备，双脚膝盖与
双手手掌放在地面。

脚尖踮起，胸贴地
面，臀部往上，双臂
夹紧胸旁。

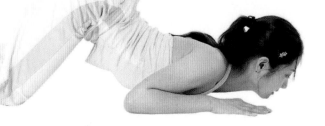

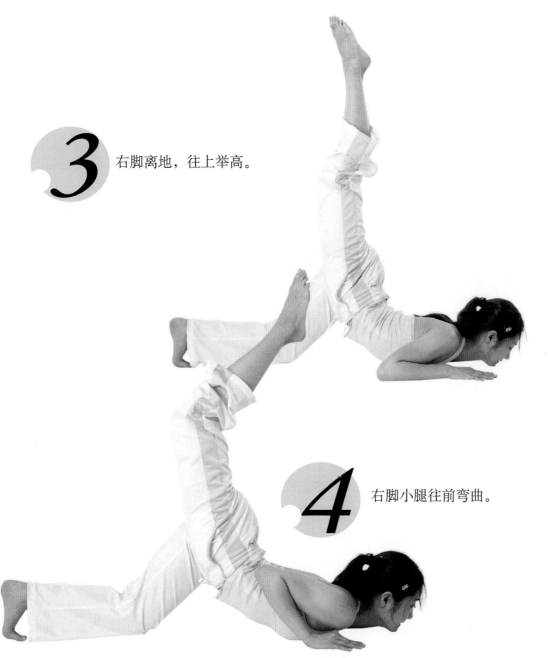

3 右脚离地，往上举高。

4 右脚小腿往前弯曲。

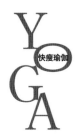

5 右手抓右脚脚踝，右脚往
上抬高，停留。换脚换手
换边，重复动作。

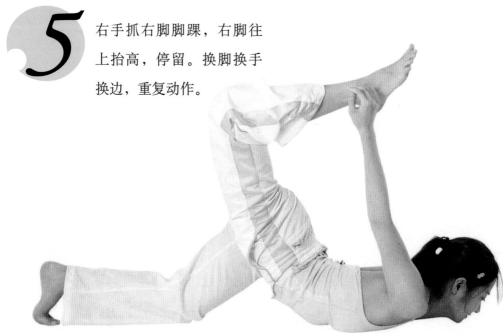

Rebecca's TIPS

颈椎没问题者，才能做"猫式"。虽然扶地的手、贴
地的胸及踮起的脚是支撑身体的主要支点，但是举高
的脚也要能自己出力上举，才能训练到臀肌与腿肌。抬起的脚，记得脚
背用力抬高，就会感觉到腿瞬间轻了许多。这动作有益淋巴排毒，调整
体态更健美更健康！放大假懒得出门人挤人，练习快瘦瑜伽的地板动作
省时又经济。

假日瑜伽五
【夹脚式】

Turtle

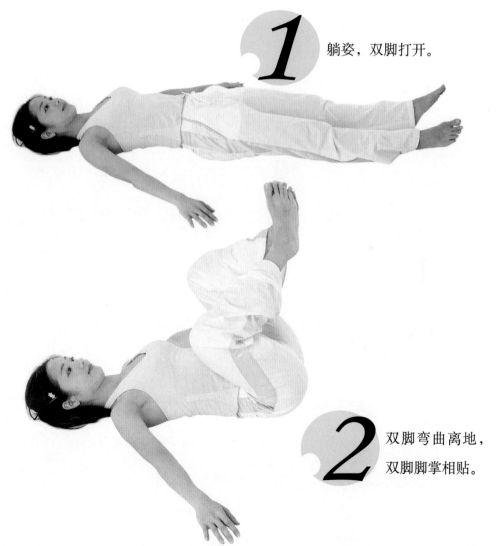

1 躺姿，双脚打开。

2 双脚弯曲离地，
双脚脚掌相贴。

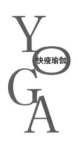

3 双手环抱双脚。

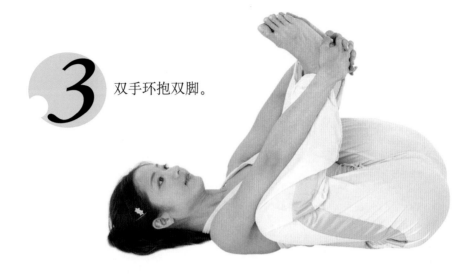

4 双手抱住双脚，往脸部方向靠近。

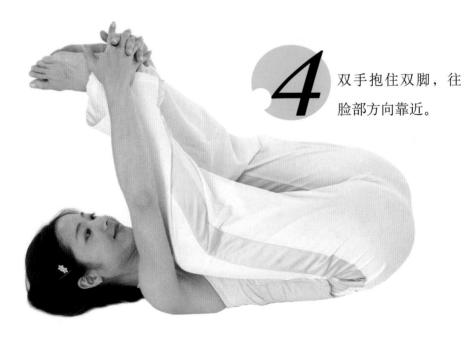

头部离地，穿过双脚中间，停留。

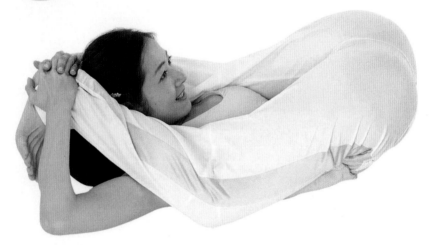

Rebecca's

TIPS 双脚往头后放的时候，可以松缓坐骨与骨盆等部位的压力，身体要呈圆球状，否则头会塞不进双脚内。也可以请人帮忙，从脑后将自己的头塞入两脚之间，双脚卡住头后，就会感到身体呈现一种很舒服的蜷曲伸展，丝毫不费一点儿力气。若无法做到，就只要躺在地上，练习双脚弯曲往头部方向靠近即可。记得肩颈要放松，才能好好伸展，按摩脊椎，舒缓背部。快瘦瑜伽就是每周假日，躺在家里就能轻松享受按摩的乐趣。

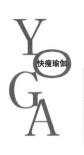

假日瑜伽六
【背转式】

Back

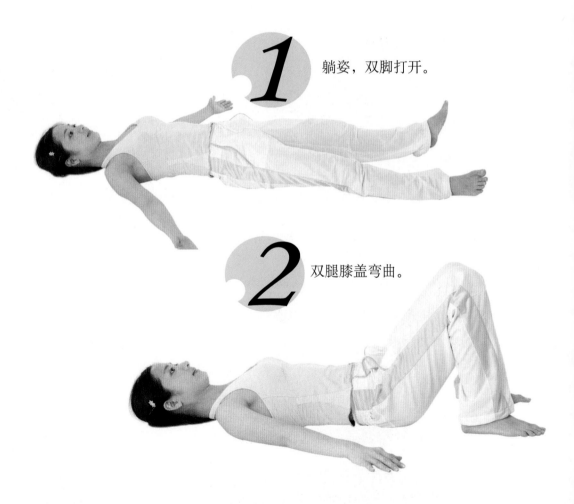

1 躺姿，双脚打开。

2 双腿膝盖弯曲。

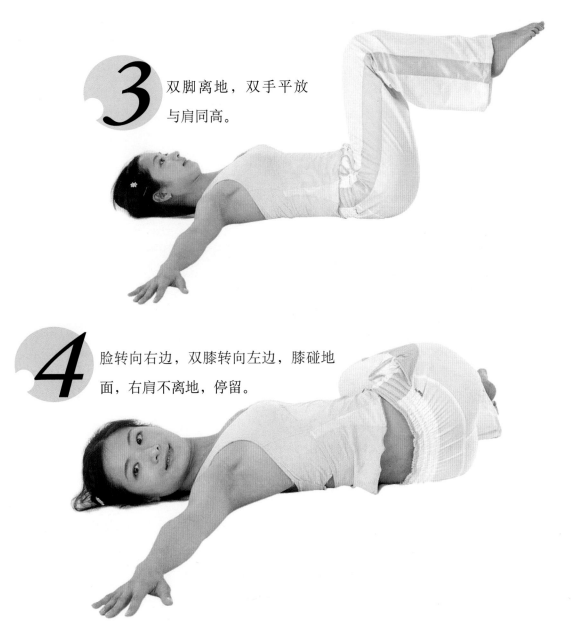

3 双脚离地，双手平放与肩同高。

4 脸转向右边，双膝转向左边，膝碰地面，右肩不离地，停留。

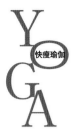

5

换脚换边，重复动作。

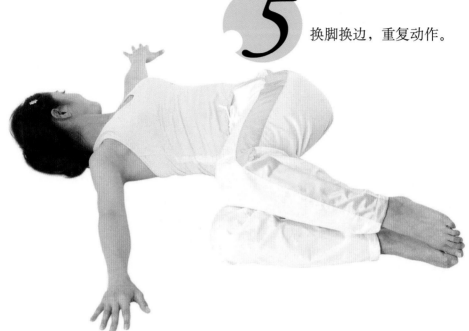

Rebecca's

TIPS 这是一个十分放松，也十分能缓解腰部与背部酸痛的瑜伽姿势。以双肩不离地为主，手可以帮忙压住膝盖往地板靠，让身体缓慢放松，释放工作一周所带来的压力与疲劳。地心引力虽然是造成人类腰酸背痛的罪魁祸首，但是透过快瘦瑜伽运动，却也能让它即刻成为最佳的按摩力道去消除疲劳，不花一毛钱，而且毫不费力哦！

假日瑜伽七
【单脚肩立式】

Shoulder

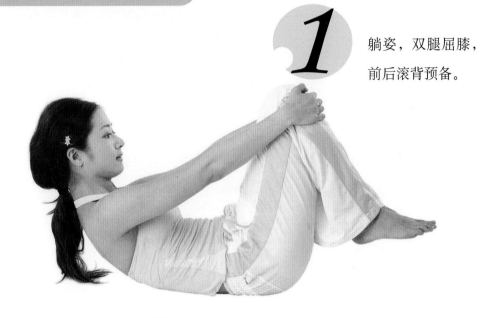

1 躺姿，双腿屈膝，前后滚背预备。

2 双手扶住腰背，双脚缓缓往头部方向的地面靠近。

3 双脚踮地，双腿伸直。

4 右腿缓缓往上伸直，停留。

Rebecca's

TIPS 双手尽量往内夹住，才有力量扶好腰背，加上脚尖用力向上，单腿上举才能举高举直。这是一个很好的按摩肩膀、消除酸痛的瑜伽招式。记得要肩膀放松，注意力放在上举的那只脚上。两脚交换的时候，双手要扶好背部，一脚先下来，稳定后再换另一只脚上去。腹部要用点儿力，才不会伤害腰部。万能的双手与双脚，需要主人细心保养，才能长长久久为之效劳。瑜伽假日保健，就是最优的养身之道！

5 换脚，重复动作。

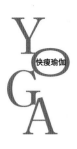

假日瑜伽八
【猫憩式】

Cat

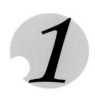

1 猫姿预备，双脚膝盖与
双手手掌放地面。

2 双手平放顶住下
巴，胸贴地面，
臀部往上。

3 臀部往右，碰右
边地面。

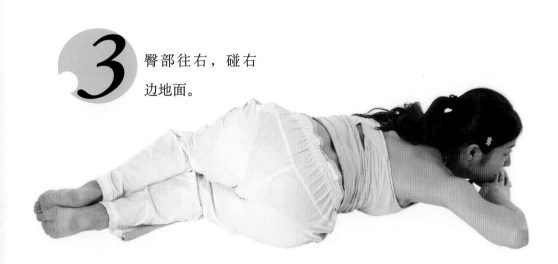

4 头往右，左脸
贴手，停留。

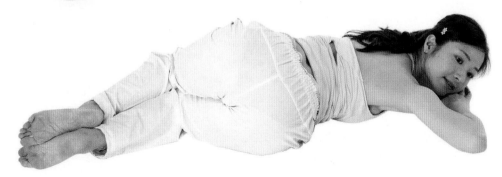

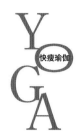

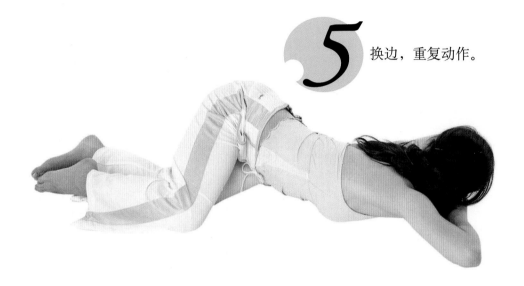

5 换边，重复动作。

Rebecca's **TIPS** 臀部与头脸的方向可以尝试往同一方向，也可以往相反方向倒下，因为会感觉到在肩颈与腰背等部位有着显著的按摩效果。臀部放下的时候，要注意小心轻放，转脸的时候也要慢慢转动，停留的时候就会有非常舒服的舒缓体验了。适当活动颈椎、腰椎，可消除肌肉酸痛，假日是休养生息的时机，早睡早起练习瑜伽是个好建议！

假日瑜伽九
【俏臀式】

Hips

1 躺姿，双脚打开。

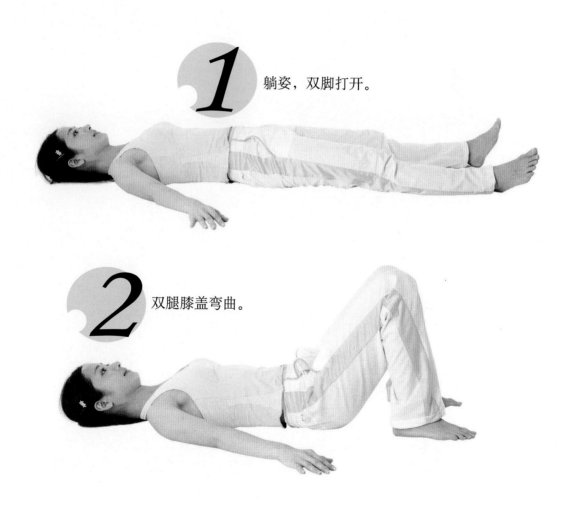

2 双腿膝盖弯曲。

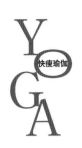

快瘦瑜伽

3 肩膀放松，缩下巴。

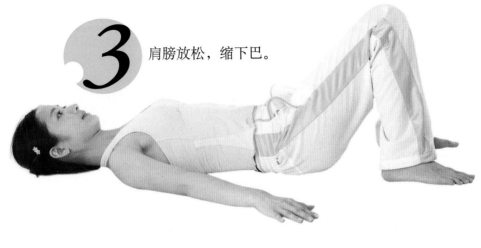

4 臀部缓缓离地。

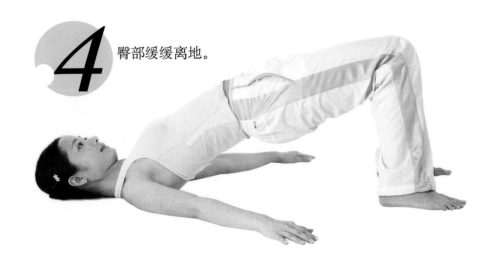

5 臀部举高与地面平行，停留。

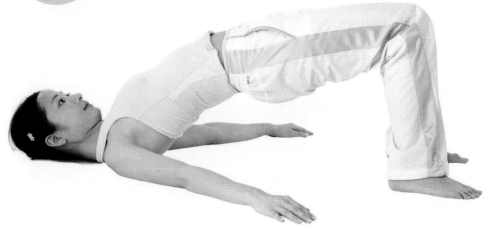

Rebecca's

TIPS 这个动作强调臀、腿、腹部肌群，并且可以顺便按摩肩颈，释放颈椎压力。由于双手没有握住双脚脚踝，即使是腿力不够的人，也可以比较轻松举起臀部。臀部用力往上顶的时候，膝盖要呈现自然地打开，这样会比较舒服，也比较容易往上使力。快瘦瑜伽就是要你假日在家练瑜伽，轻松惬意又可塑造有型的身材，也是最环保的休闲活动！

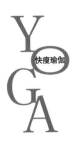

YOGA
快瘦瑜伽

假日瑜伽十
【肩胛式】

Back

站姿，双脚打开。

上身前弯，脸朝右边，
左手靠放在右脚之后。

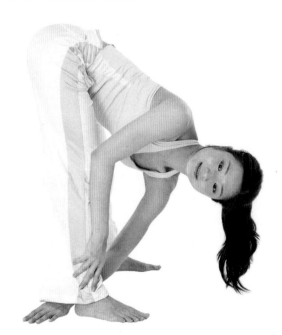

194

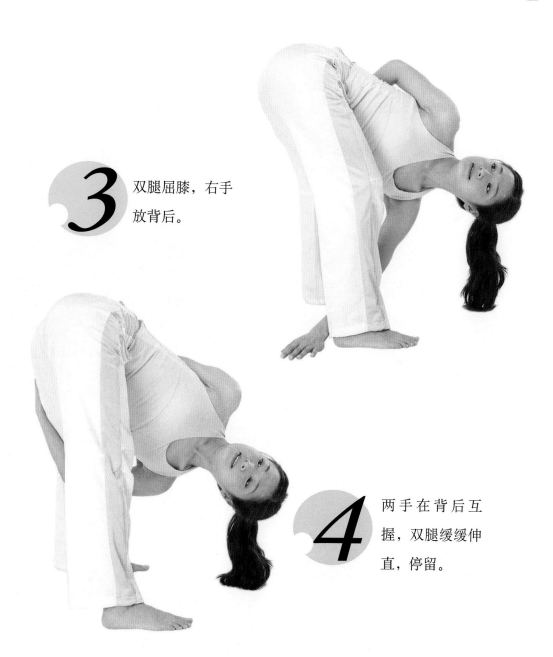

3 双腿屈膝，右手
放背后。

4 两手在背后互
握，双腿缓缓伸
直，停留。

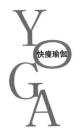
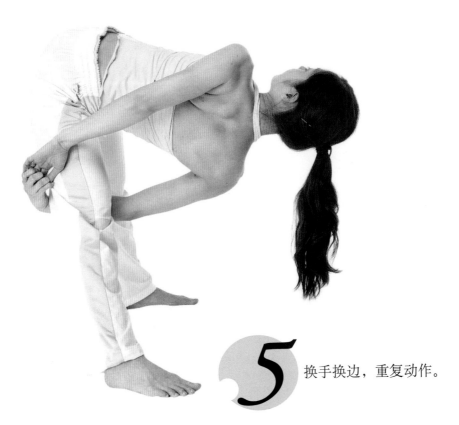

5 换手换边，重复动作。

Rebecca's **TIPS** 当肩胛酸痛的时候，这是一个最有效的舒缓动作。注意双脚不用打得太开，刚开始的时候，双腿先屈膝，双手才好背后互握。双手握紧，双腿伸直之际，就会有那种肩胛被充分按摩的舒爽感觉了。停留时候，上身可以稍微挪动，以抓到自己感觉最酸痛、最需要刺激的位置。快瘦瑜伽假日运动，就是要你实时即地DIY，解除身上的酸痛，才好无忧无虑地享受假日的精彩！

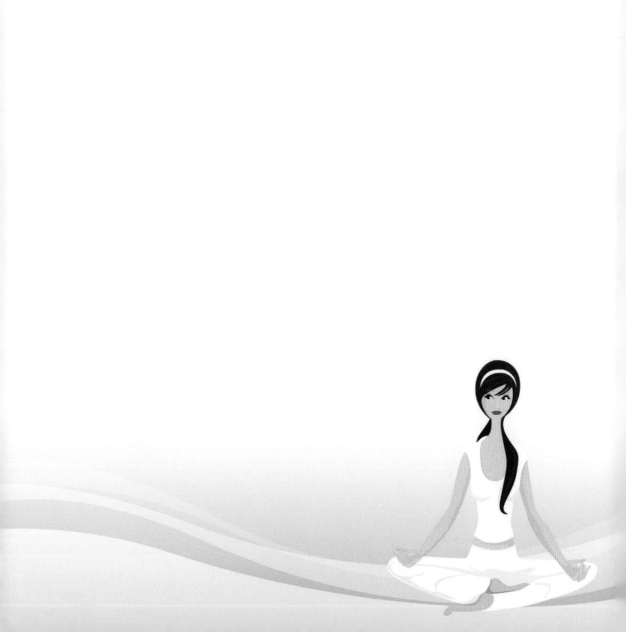

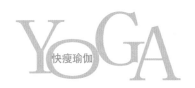

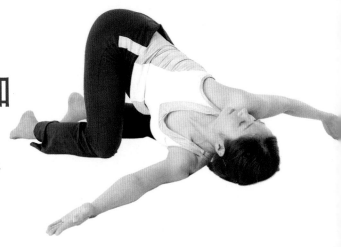

第七章 床上瑜伽

Bed Yoga

人睡前、起床后，其实是很需要床上瑜伽来协助我们舒筋活骨、伸展四肢的，让我们更容易放松身体、睡得香甜，或是更快起身、减少赖床。睡得有质量丝毫不亚于"活得有质量""睡得好""睡得巧"更是可以减缓身心疾病，延年益寿。所以每天睡觉前、醒来后，可以好好利用床铺来做点简易轻松的瑜伽运动，让我们的心灵感到快活、身体感觉舒适，幸福地睡好每一夜，过好每一日。这些不需瑜伽垫也能操作的动作，非常方便居家练习。相较于地板垫子，床垫会来得比较柔软一些。然而，尽管这些是属于舒缓型的瑜伽动作，但在太软的床褥上可就不适宜练习了。躺在床上就能做的瑜伽动作，多好用！

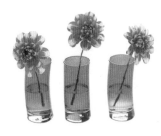

床上瑜伽一
【半弓式】

Half Bow

1 趴姿，双脚打开。

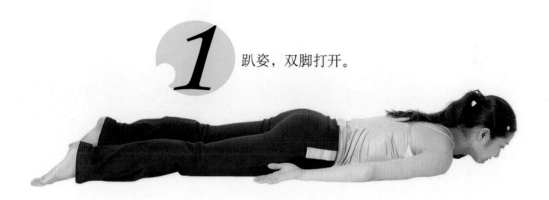

2 左脚弯起，左手向前，右手往后抓
住左脚。

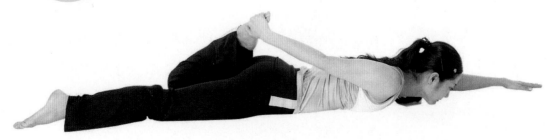

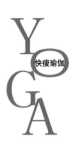

3 左手撑地，
上身抬起。

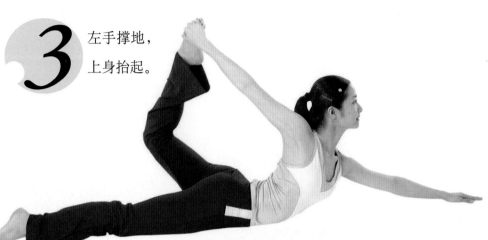

4 左手离地，左脚
上抬，停留。

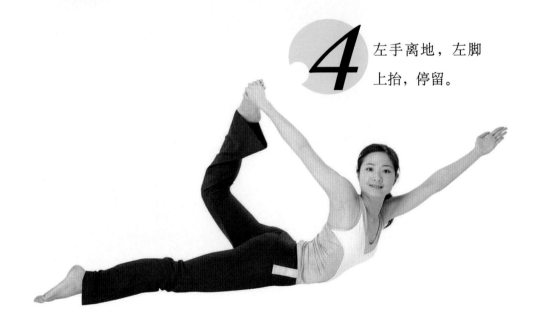

换脚换手换边，重复动作。

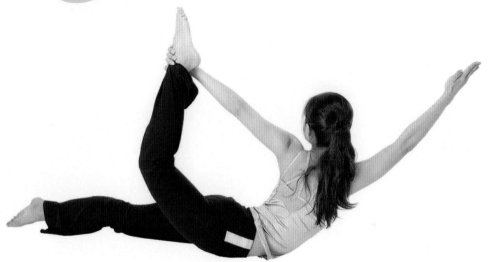

Rebecca's

TIPS 这个动作可以按摩到肩胛腰背与臀腿肌群，重点是上举的大腿要用力抬高以带动手臂，而不是用手来拉腿！下面的脚，脚背平放即可。对于四肢经常僵硬的人来说，快瘦瑜伽床上姿势可以活化筋络，睡前、醒后都很适宜练习！

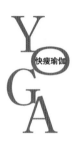

YOGA
快瘦瑜伽

床上瑜伽二
【犁锄屈膝式】

Shoulder

躺姿，前后滚背
预备。

双手扶住腰背，
双脚往头后的地
面靠近。

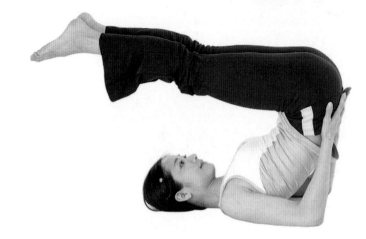

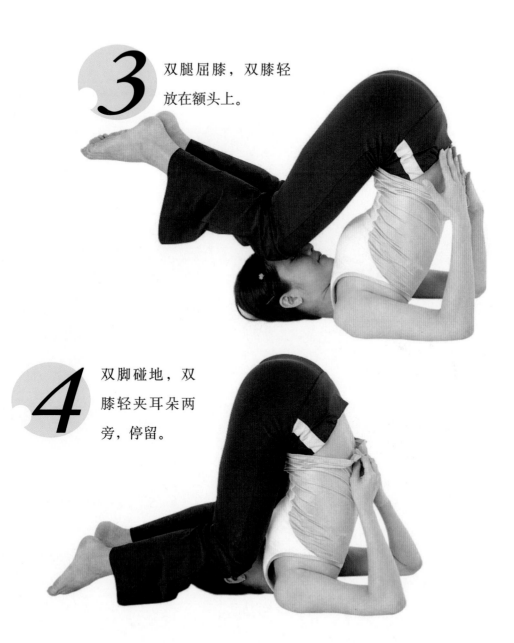

3 双腿屈膝，双膝轻
放在额头上。

4 双脚碰地，双
膝轻夹耳朵两
旁，停留。

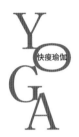
5 双手摊平放地上，停留。

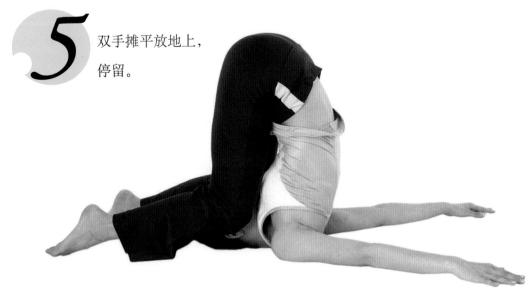

Rebecca's

TIPS 练习快瘦瑜伽床上姿势的时候，身体要整个放松，才能好好享受到地心引力所带来的拉背、整脊与按压肩胛的舒适感。双膝放两耳旁的时候，可以利用双手把双膝往肩膀方向移近，让身体呈一个球形，前后稍微滚动一下，可感受到不同部位被按摩的感觉。若是双手离开腰背身体就会不稳定或是会害怕，则应该双手保持扶好腰背，小心为宜。注意头后不要有东西哦！

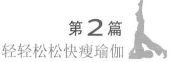

床上瑜伽三
【侧肩式】

Shoulder

1 趴姿，双脚打开。

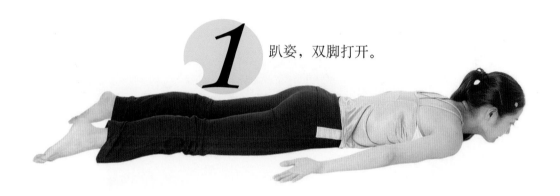

2 右手摊平，与肩同高，右脚弯
起，左手背后抓住右脚。

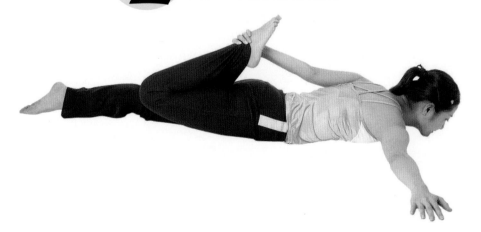

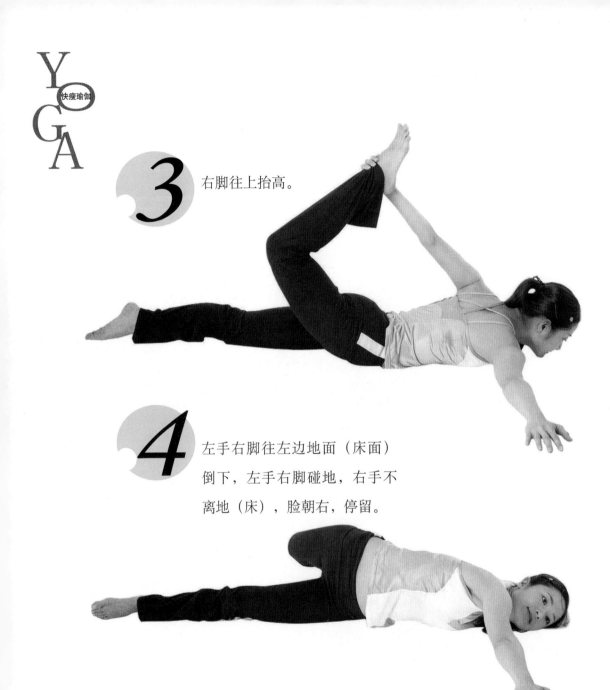

3 右脚往上抬高。

4 左手右脚往左边地面（床面）
倒下，左手右脚碰地，右手不
离地（床），脸朝右，停留。

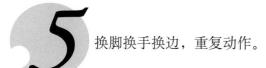

5 换脚换手换边，重复动作。

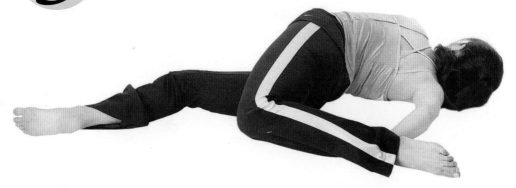

Rebecca's

TIPS 这个动作主要是按摩肩胛与脊椎。练习快瘦瑜伽床上
侧肩动作时，手脚可举高点儿再侧下，会有按摩消除
酸痛的感觉。被手抓住弯曲的膝盖，可以尝试贴地（贴床）、离开地面
（床面）或是立起等不同角度的姿势。

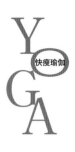

床上瑜伽四
【反转兔子式】

Rabbit

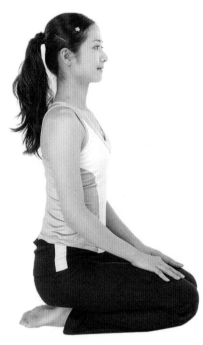

金刚跪姿，双手
平放膝上。

上身往前成婴儿式趴
姿，双手平放头前地面
（床面）上。

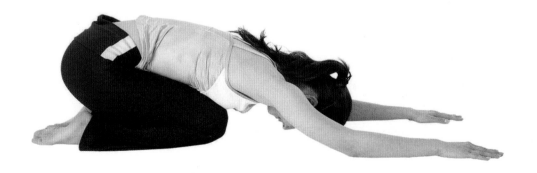

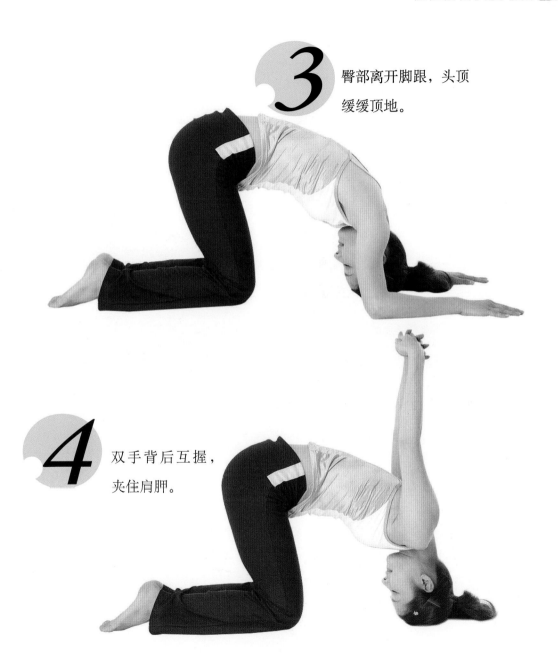

3 臀部离开脚跟，头顶
缓缓顶地。

4 双手背后互握，
夹住肩胛。

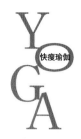

5 双手往头前地板床面方向靠近，停留。

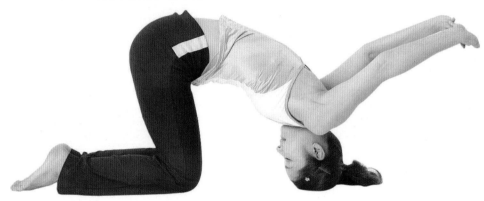

Rebecca's TIPS

快瘦瑜伽床上伸展颈椎的动作，可以顺便刺激脑部，按摩肩胛。建议把双眼闭起来感受一下疲劳与沉重慢慢消失的感觉。双手无法反掌向上或是无法举高的人，就停留在自己做得到的地方就好，或是把双手撑好放在头部两旁地面（床面）上，也一样会有效果的！任何头顶顶地的动作，还原后都应该做一下缓和动作，也就是臀部坐回脚跟，额头轻靠在交叠的双手上，趴地停留一会儿。让血液徐徐回流，可避免因太快起身所造成的头晕等不适症状。

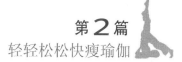

床上瑜伽五
【娃娃式】

Doll

1 趴姿，双脚打开。

2 双手打开，与肩同高。

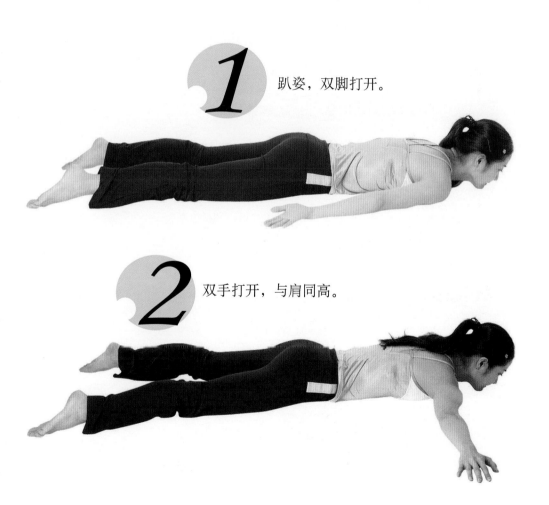

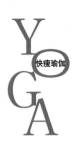

 双手交叠，平放在下巴下面。

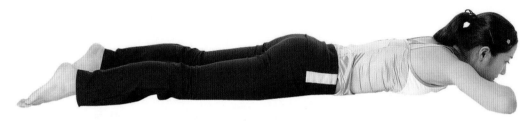

 右腿屈膝，脸朝右平贴双
手手背，眼睛闭上。

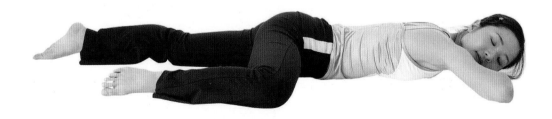

右腿调整至感觉舒服的角度，全身放松，
停留。换腿换边，重复动作。

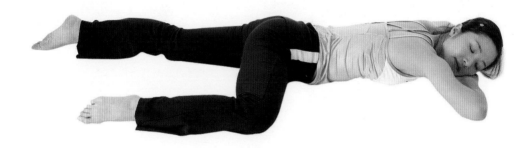

Rebecca's
TIPS 这个动作比较容易帮助入睡、放松，也可以用来冥想
或休憩。侧卧的腿能屈膝的角度视个人情况而定，主
要是用来避免与缓和身体在侧卧时，受到地心引力影响所造成的腰椎
压迫。因为趴着容易不知不觉就睡着了，所以要注意变换方向，也要
记得保暖哦！全身放松缓缓进入瑜伽的悠远意境，享受安全、安静、
安逸的一刻。

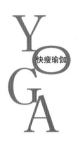

YOGA
快瘦瑜伽

床上瑜伽六
【朝圣式】

Pilgrim

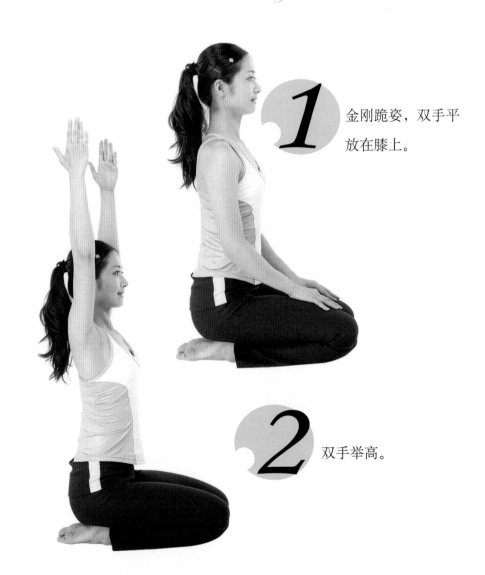

1 金刚跪姿，双手平放在膝上。

2 双手举高。

214

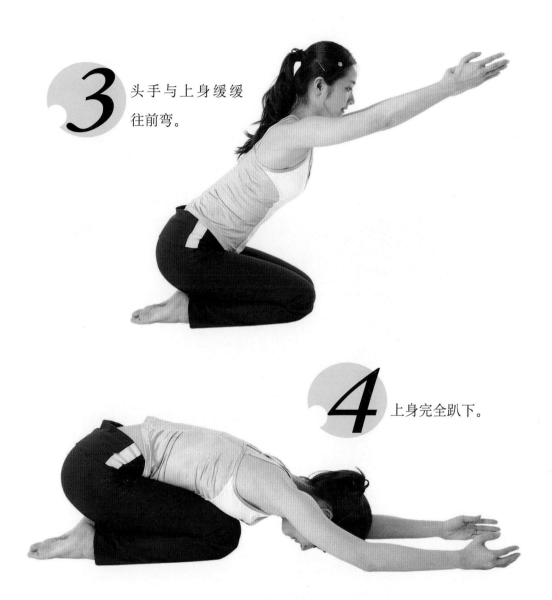

3 头手与上身缓缓
往前弯。

4 上身完全趴下。

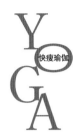

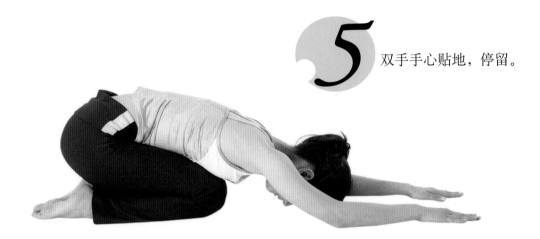

5 双手手心贴地，停留。

Rebecca's

TIPS 这个前弯动作强调臀部坐满脚跟，用来修复腿侧脚筋与膝关节的弹性，同时矫正骨盆的位置。这是一个放松的动作，在操作的时候，如果腰部较无力者，可以利用双手撑住"床面"，再缓缓趴下。若整个趴下后，上身容易前倾，使得臀部坐不满脚跟者，则可以用双手在前面撑住或手肘着地的方式，尽量让臀部坐满脚跟，此动作具有矫正的效用呢！瑜伽就是宅心仁厚的修炼，学习对生命与生活心存感激、怀抱善念。

床上瑜伽七
【悉达瓦鲁普式】

Feet

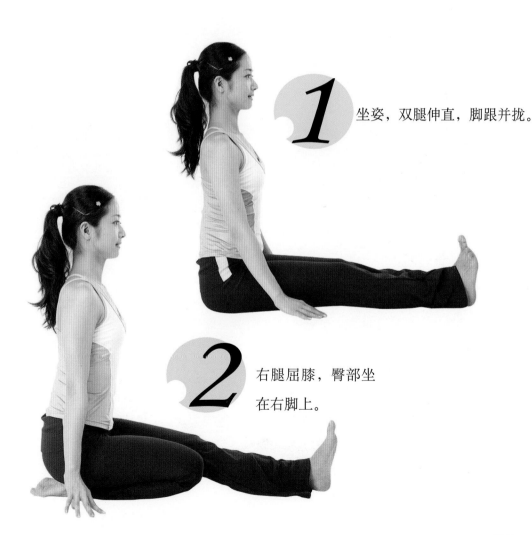

1 坐姿，双腿伸直，脚跟并拢。

2 右腿屈膝，臀部坐
在右脚上。

217

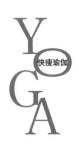

3 双手扶地，调整右脚角度，使脚跟卡放在两臀中间。

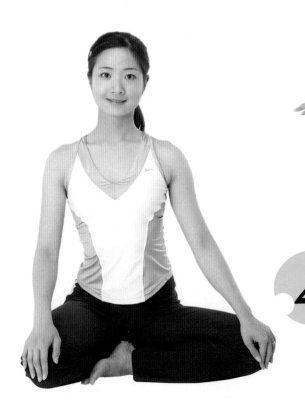

4 左腿屈膝收进，靠近鼠蹊，左脚脚跟贴靠耻骨，停留。

5 换脚，重复动作。

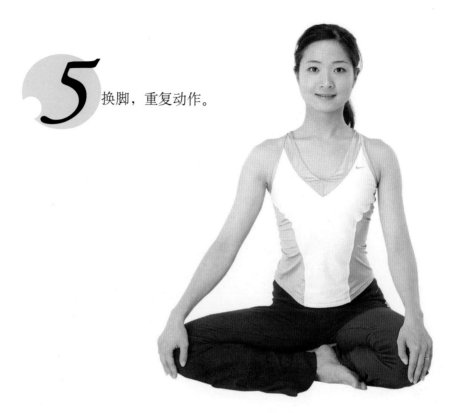

Rebecca's
TIPS 这个动作可以帮助人集中精力，并且预防痔疮。肩膀放松，身体自然感到平和，很适合睡醒做"养精蓄锐"的练习，也可以在睡前用来做"打坐调息"的练习。脚背较少练习者，可以在脚下另外铺上毛巾或软垫，脚背应该就不会感到疼痛。无须逞强，还是要以自己感到舒服的方式为主哦！瑜伽以方寸之心为天地，心有多宽，天地就有多大。

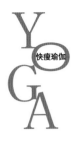

床上瑜伽八
【三角倒立式】

Up Down

金刚跪姿，双手
平放膝上。

上身前趴，双肘与肩同宽，大
臂与小臂约呈九十度，双手互
握，脸朝地面（床面）。

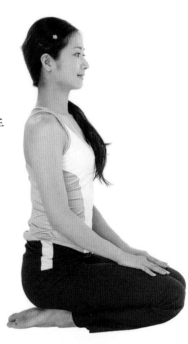

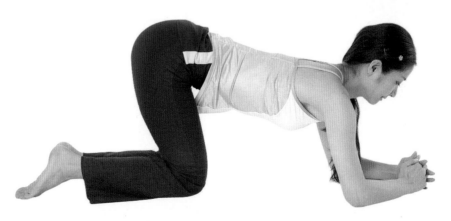

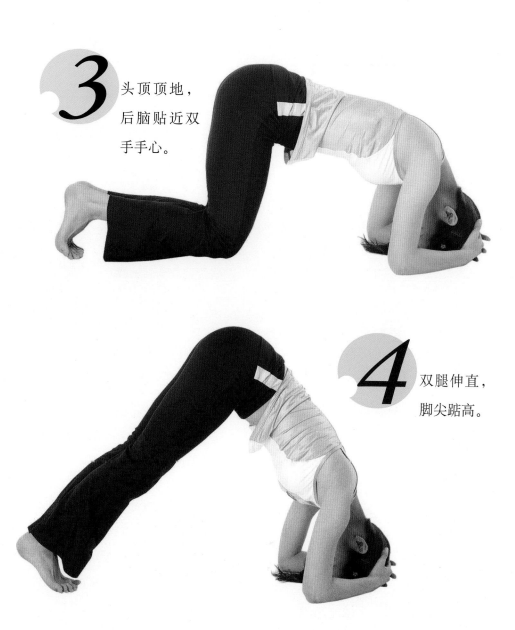

3 头顶顶地，
后脑贴近双
手手心。

4 双腿伸直，
脚尖踮高。

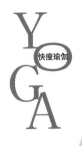
5 双脚缓缓往头部方向靠近，腹部用力，用头顶正中顶地，头后颈不超过双手，停留。

Rebecca's
TIPS 真正的倒立十分困难，需要稳定强壮的腹肌肌群与手臂力量，不能在床席上练习，而且必须有专业人员在旁指导！"倒立"动作可以促进血液循环、预防老化、预防内脏下垂，但高血压或有特殊疾病者皆不适宜。"三角倒立"与倒立有同样功效，利用双脚、手肘与肚子力量撑住身体重量。身体呈三角的角度视个人情况而定，只是让血液倒流，不要太勉强，颈椎不能过头，还是要以安全为主。还原的时候，记得做缓和动作，不可太快起身。瑜伽修习正面态度、逆向思考，融会贯通过生活！

床上瑜伽九
【舒眠式】

Neck

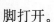

猫姿预备，双手双
脚打开。

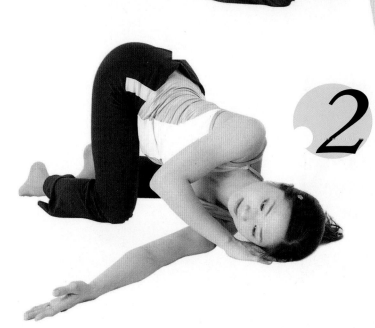

上身缓缓往前压下，右手
撑地（床），左肩贴地
（床），左手伸直。

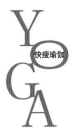
3 右手往后摊平碰地（床），双手与肩同高，脸朝上，停留。

4 换手换边，重复动作。

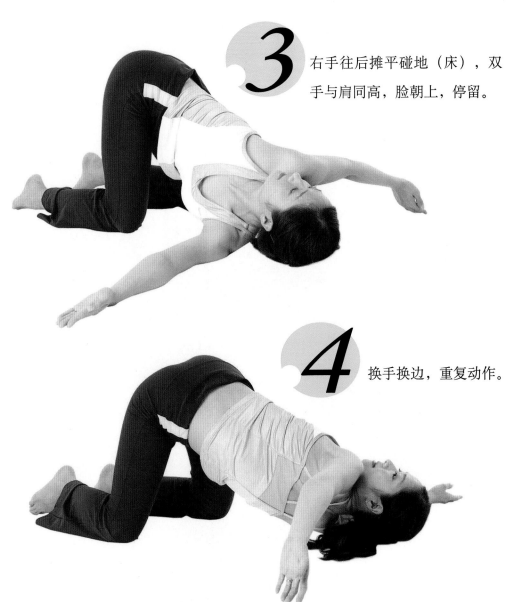

5 起身后做缓和动作，额头靠在
双拳上，稍后再起身。

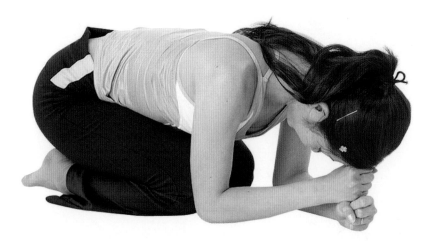

Rebecca's

TIPS 这个姿势主要是用来按摩颈椎，调整肩颈的不适症状。
若无法双手皆着地者，在上面的手可以扶住头后地面
（床面），或稍微挪动膝盖、肩颈，找出最感舒畅的松筋与按压角度。
由于身体的两大支柱——颈椎与腰椎，总是承受着来自身体上与心理
上的许多压力，所以肩膀酸痛、腰背疼痛也就成了现代普遍的文明病，
而且不好医治。瑜伽练习就是无须外求、不用出门，在自己舒适的床席
上，就可以享受身上主要酸痛部位被按摩刺激的快感，既方便又有效
哦！人生的圆满就在"方寸之间"，何须舍近求远！

图书在版编目（CIP）数据

快瘦瑜伽 / 李惠君著. -- 长春 ： 吉林科学技术
出版社，2015.4
　　ISBN 978-7-5384-9022-0

　Ⅰ.①快… Ⅱ. ①李… Ⅲ. ①瑜伽－减肥－基本
知识 Ⅳ. ①R214

中国版本图书馆CIP数据核字（2015）第084706号

快瘦瑜伽

著　李惠君
出 版 人　李　梁
策划责任编辑　刘宏伟
执行责任编辑　朱　萌
封面设计　长春美印图文设计有限公司
开　　本　889mm×1194mm　1/24
字　　数　120千字
印　　张　10
印　　数　1-8000册
版　　次　2015年6月第1版
印　　次　2015年6月第1次印刷

出　　版　吉林科学技术出版社
发　　行　吉林科学技术出版社
地　　址　长春市人民大街4646号
邮　　编　130021
发行部电话 / 传真　0431-85677817　85635177　85651759
　　　　　　　　　　　　85651628　85600311　85670016
储运部电话　0431-84612872
编辑部电话　0431-85635186
网　　址　www.jlstp.net
印　　刷　长春第二新华印刷有限责任公司

书　　号　ISBN 978-7-5384-9022-0
定　　价　39.90元